临床生殖医学理论与应用

主 编 苗 卉

中国海洋大学出版社

·青岛·

图书在版编目(CIP)数据

临床生殖医学理论与应用 / 苗卉主编. -- 青岛：
中国海洋大学出版社，2025. 6. -- ISBN 978 - 7 - 5670
- 4254 - 4

Ⅰ. R339.2

中国国家版本馆 CIP 数据核字第 2025AB2147 号

LINCHUANG SHENGZHI YIXUE LILUN YU YINGYONG
临床生殖医学理论与应用

出版发行	中国海洋大学出版社		
社　　址	青岛市香港东路 23 号	邮政编码	266071
出 版 人	刘文菁		
网　　址	http://pub. ouc. edu. cn		
电子信箱	369839221@qq. com		
订购电话	0532 - 82032573(传真)		
责任编辑	韩玉堂	电　　话	0532 - 85901092
印　　制	蓬莱利华印刷有限公司		
版　　次	2025 年 6 月第 1 版		
印　　次	2025 年 6 月第 1 次印刷		
成品尺寸	185 mm×260 mm		
印　　张	9		
字　　数	228 千		
印　　数	1~1000		
定　　价	98.00 元		

发现印装质量问题，请致电 0535 - 5651533，由印刷厂负责调换。

前　言

　　现代生殖医学是一门研究人类生殖健康相关医学问题的学科，是集成的、多元的、创新的和实用的学科。它与基础医学、临床医学和预防医学密切相关。随着辅助生殖技术的迅速发展，生殖医学在近年来已逐渐成长为妇产科学的重要分支。为此，笔者结合自己多年来临床实践经验专门编写了此书。

　　本书主要阐述了男性、女性不孕不育症的原因及临床诊治方法，重点描述了现代医学对生殖科常见疾病的临床诊治，并对最新的辅助生殖技术进行了详细介绍。本书内容丰富、全面，注重理论联系实际，运用评判性思维和较为扎实的理论基础，解决临床实际问题，促进生殖健康，为广大患者服务。本书适用于从事生殖医学各个领域的医生阅读使用，是一本具有生殖医学相关的临床、科研、教学知识的实用参考书。

　　本书在编写过程中参考了许多相关书籍及文献资料，但由于笔者的水平有限，书中难免有不足之处，恳请广大读者批评指正，以期今后更好地总结经验，共同学习进步。

苗　卉

2025 年 5 月

目　录

第一章 不孕不育概述

第一节 不孕不育症分类

不孕不育分为不孕症和不育症。成人男女双方同居并有正常性生活一年以上,在没有采用任何避孕措施的情况下,因女性原因导致没有怀孕,称不孕症;虽能受孕,但因种种原因导致流产而不能获得存活婴儿的,称为女性不育。因男性原因导致配偶不孕或不育者,称男性不育症。受孕是一个复杂的生理过程,必须具备以下几个基本条件。

(1)女方的卵巢每月有正常成熟卵子排出。

(2)男方在性生活时能射精,精液中含有正常数量、形态和活力的精子。

(3)女方的输卵管通畅无阻,使精子和卵子能在输卵管内相遇受精。

(4)受精卵必须能通过输卵管进入子宫腔,并能顺利着床,子宫内膜适合于孕卵着床。

(5)着床后的孕卵可以生长发育至足月分娩。

以上任何一个环节有障碍,均可发生不孕不育。由此看来,引起不孕不育的原因,可能在女方、男方或男女双方。

一、按病因分类

1.女性不孕

(1)根据不孕的性质,可分为生理性不孕和病理性不孕。

(2)根据引起女性不孕的病变器官的不同,可分为卵巢性不孕、输卵管性不孕、子宫性不孕、子宫颈性不孕及外阴和阴道异常性不孕。

(3)先天性生殖系统发育异常性不孕。

(4)免疫性不孕。

(5)诸多降低生育能力因素导致的不孕。

(6)医源性不孕。

(7)非特异性、特异性及性传播疾病所致的感染性不孕。

2.男性不育

(1)按病因性质分类。可分为:生理性不育和病理性不育;器质性不育和功能性不育;先天性不育和后天性不育。

(2)按引起不育的病因分类。可分为:干扰不同的生殖环节性不育;精液检验的异常状态性不育。

各类病因中包括多种病因,但一种疾病可能同时干扰或影响生殖机制的几个环节,在确定病因时应予以充分考虑。

二、按病史分类

根据发病过程及不孕史,分为原发性不孕与继发性不孕两种。

1.原发性不孕

育龄夫妇婚后从未能受孕者,为原发性不孕。

2.继发性不孕

曾有过妊娠,但近一年希望生育而不能受孕者,为继发性不孕。一般来讲,原发性不孕多于继发性不孕;继发性不孕中女方因素所致者较男性因素相对多些。

三、按治疗后妊娠可能性分类

根据接受治疗后能否妊娠,分为绝对性不孕不育和相对性不孕不育两种。

1.绝对性不孕不育

夫妇一方或双方有无法治疗和矫正的先天发育或后天疾病所致生殖器官畸形或功能缺陷、无生育能力者,为绝对性不孕不育。

2.相对性不孕不育

夫妇一方或双方生育能力低于受孕所必需的条件或存在妨碍受孕的因素,而经过治疗有可能受孕者为相对性不孕不育。相对性不孕不育的病因也常是多方面的。单独一个因素或男女双方生育能力强弱搭配也不至于不孕不育,但几种因素或男女双方因素叠加就可导致不孕不育。

四、按受孕机制引起的不孕原因分类

1.受孕准备的第一阶段

(1)射精(排精)障碍:包括精子形成异常、输精管道阻塞、性交障碍等。

(2)排卵障碍:包括卵巢性、垂体-下丘脑性排卵障碍以及由甲状腺、肾上腺、心理及精神性因素等所致排卵障碍。

2.受孕准备的第二阶段

(1)卵子和输卵管伞部之间的关系发生障碍:如输卵管伞部粘连,输卵管卵巢炎、输卵管通畅性障碍。

(2)精子和宫颈黏液的关系发生障碍:如精子及精液异常,宫颈管异常,宫颈黏液异常,精子-宫颈黏液的亲和性不良。

(3)精子和卵子相互接近发生障碍:如输卵管间质部痉挛、肥厚瘢痕,输卵管炎,粘连性子宫后屈等。

(4)精原核和卵原核相融合时发生障碍。

3.受孕准备的第三阶段

(1)受精卵分裂并由输卵管向子宫移行发生障碍:可由输卵管间质部痉挛,输卵管炎症和狭窄,输卵管周围炎所致。

(2)受精卵在子宫内膜的着床时发生障碍:可由黄体期功能不全,子宫内膜炎症、结核、肌瘤、癌肿、腺体囊性增生、多发性息肉等所致。

第二节 病史采集、体格检查和常规检验

不孕症检查目的是寻找不孕的病因。需系统地从病史着手,然后有针对性地选择需要的检查方法,明确病因。

一、病史采集

详细询问病史是诊治不孕症的关键。

询问病史必须诚恳、耐心,清除患者的紧张、顾虑,诱导患者讲述全面、详尽的病史。除一般性病史外,还应特别注意以下情况。

1.月经史

月经史包括初潮年龄、月经周期、经量、持续时间、伴随症状及末次月经首日等,对诊断有无排卵、有无子宫内膜异位症或炎症有重要意义。

2.婚姻史

结婚年龄、婚次,有无避孕史及避孕的方法与时间等。

3.既往妊娠史

有无流产(包括人工流产)、早产、死胎史;有足月分娩者,应了解孕期、产时及产后有无异常,如有无难产、产后出血等,同时也应了解授乳情况。

4.性生活史

注意性生活的频度、时间与排卵的关系,有无性生活障碍及性欲异常。

5.既往病史

了解有无腮腺炎、麻疹、猩红热、结核、血吸虫病、代谢内分泌疾病、阴道炎等;了解有无营养不良;对手术史应特别注意下腹部手术,如阑尾炎、肠梗阻、异位妊娠等;要了解有无人工流产等宫腔操作史。应记录手术时间、地点及手术前后的特殊情况。

6.家族史

家族史有无先天性、遗传性疾病,了解双亲及兄弟姐妹的妊娠生育能力。

7.体质量的增减与性欲的关系

了解体质量、体态的变化及性欲情况。

8.职业、家庭与嗜好

了解职业的性质、劳动强度,有无接触放射线或化学毒物,有无烟酒等嗜好。

9.不孕症诊治史

在何时、何地做过何种检查与治疗,结果如何。详细记录检查时的情况和治疗后的反应。

10.详细询问配偶的情况

年龄、职业、健康状况、相关的既往史等。参阅男性不育症部分。

二、体格检查

对于不孕症患者,应该进行全面、系统的体格检查,重点注意下列几个方面。

1.一般性体征

体格、体质量、体态均能反映机体内分泌的改变。有无异常的脂肪沉积、色素沉着、痤疮、水肿、出汗等;有无先天畸形、有无凸眼、甲状腺肿大、肢端肥大等。

2.第二性征

注意患者的音调、毛发的分布、乳房的大小、有无溢乳等现象。

3.妇科检查

阴毛的分布可依内分泌的状态而分为正常型、稀少型或男子型、多毛型;注意阴蒂有无膨大、大小阴唇的发育;阴道分泌物的性状,有无阴道横隔、纵隔;窥视宫颈的位置、宫颈口的大小、宫颈黏液的性状,有无肥厚、糜烂等慢性炎症改变;双合诊了解子宫的大小、位置、活动度,穹隆部有无触痛结节,双侧附件区有无增厚、包块、压痛等情况。

三、常规检验

1.血常规

了解有无贫血、有无感染等。

2.尿常规

了解有无泌尿系统感染等。

3.白带常规

观察白带的清洁度,白细胞量可提示是否有非特异性感染,镜下观察有无滴虫、假丝酵母菌等病原体感染。

4.精液常规

液化时间、精子数量、活动率、畸形率等和白细胞数量。

第三节 B超检查

一、超声检查的目的

1.协助临床了解不孕原因

(1)阴道疾病:处女膜闭锁、阴道下段闭锁、先天性无阴道等。

(2)子宫疾病:子宫发育不良、子宫位置异常、先天性无子宫、子宫畸形、子宫内膜病变、子宫内膜异位症。

(3)卵巢疾病:卵泡不发育、排卵异常、多囊卵巢、卵巢肿瘤等。

(4)输卵管病变:输卵管积水、积脓、输卵管炎等。

(5)先天性性腺发育异常:真两性畸形、假两性畸形、睾丸女性化综合征等。

(6)盆腔疾患:盆腔炎性包裹性积液,盆腔脓肿、结核等。

2.B超监测下输卵管声学造影

了解输卵管通畅程度,对输卵管有轻度粘连者有治疗作用。

3.指导助孕技术的实施

如监测卵泡发育,了解有无正常排卵周期、卵泡数目、卵泡大小并预测排卵等。

超声引导下取卵及卵泡穿刺,是现代开展体外受精-胚胎移植术(IVF-ET)必不可少的助孕技术之一。

4.妊娠预后监测

确定是否妊娠,是单胎还是多胎妊娠,是宫内还是宫外妊娠等;预测妊娠结局,指导临床正确应用保胎治疗。还可在超声引导下实施选择性减胎术,3 胎妊娠以上者一般主张减为 1 胎或 2 胎,对胎儿发育及母体健康有利。

二、超声方法的选择

1.经腹超声检查(transabdominal sonography,TAS)

探头应选用凸阵或扇扫形,频率为 3~3.5 MHz,最适合卵巢及卵泡发育的观察。

2.经阴道超声检查(transvaginal ultrasonography,TVS)

需要配阴道探头,频率为 5~7.5 MHz。TVS 是目前对卵巢、卵泡及子宫内膜进行监测,超声引导下取卵最理想的方法。对肥胖患者,盆腔有粘连,卵巢位置过深,经腹扫查有困难的患者,经阴道超声检查能显示清晰。

三、超声检查注意事项

1.经腹超声检查前准备

(1)患者一定要适度充盈膀胱。膀胱充盈不良或过度均影响子宫、卵巢的声像显示,更看不清内部结构回声,将达不到临床要求的目的。

(2)患者在检查前排空大便,特别是对便秘患者,最好是在检查前 2 天给予缓泻剂,以免干结的粪块影响子宫、卵巢的显像。

2.经阴道检查

不需充盈膀胱,最好排空大便。

四、子宫体、颈的正确测量

盆腔内生殖器包括子宫、卵巢、输卵管、阴道。在正常情况下除输卵管及阴道下段看不清外,其余均可经超声显示。子宫大小的测量:宫体大小的测量,仅包括宫体长和横、前后径;子宫颈的测量为子宫内口至宫颈外口之间的长度,前后径为宫颈前壁至后壁外缘之间的距离。但宫体、宫颈长、前后径受膀胱充盈不良或过度的影响,即使是同一人,其测值也有所变化,容易给临床造成测量不准确的错觉。

五、超声监测卵泡发育

不孕症患者常需了解排卵是否正常,若排卵障碍,进行药物治疗时,更需监测卵泡发育,以指导临床用药,指导性生活、人工授精和卵泡穿刺。

(一)正常月经周期卵泡发育超声表现

1.卵泡出现时间

每个月经周期开始有多个卵泡同时发育,但一般仅 1 个或 2 个卵泡发育至成熟,称主导卵泡(优势卵泡),其余卵泡相继闭锁。有研究者报道,90％以上的周期只有 1 个卵泡迅速生长至成熟,5％~11％的周期有 2 个主导卵泡发育。

2.卵泡生长速度

超声在月经周期第 2~5 d,可在卵巢内发现小卵泡,以后逐渐长大,平均第 14 天最大,可发生排卵。月经第 5 天到排卵前,主导卵泡平均每日增长 1.5 mm;第 10 天前平均每天增长

1.2 mm，排卵前 4 d 平均每天增长 1.9 mm，至卵泡发育成熟。成熟卵泡可显示如下特征：①卵泡呈圆形或椭圆形，直径达 15～24 mm，卵泡内呈无回声区，清亮纯净，边界清晰，壁菲薄；②20% 成熟卵泡在排卵前一天，可见卵丘图像，在卵泡内近壁处呈短强回声。

3. 临近排卵卵泡超声图像

(1) 卵丘出现率约 20%，大多出现在 >18 mm 成熟卵泡中，预测排卵发生在 24 h 内。

(2) 卵泡周围透声环，随 LH 值上升，卵泡膜组织水肿，颗粒层细胞从卵泡膜层细胞分离而形成。预测排卵发生在 24 h 内。目前超声显示概率很低。

(3) 卵泡壁颗粒层细胞与卵泡膜组织底层完全分离，出现卵泡内壁锯齿状改变，预示排卵将发生在 6～10 h。超声显示概率极小。有研究者认为，成熟卵泡直径为 18～25 mm，妊娠概率大；若卵泡直径 <18 mm，则不易妊娠。

4. 排卵后超声表现

(1) 成熟卵泡消失，约占 80% 周期。

(2) 卵泡体积缩小，壁厚，边界模糊，内部出现光点。

(3) 卵泡呈多孔状，24 h 内消失。

(4) 约 40% 周期排卵后子宫直肠窝内见少量液体，厚径为 4～6 mm。

(二)监测内容和时间

(1) 超声监测卵泡发育内容：要求测量双侧卵巢的大小，卵泡的数量、大小、形态，边界是否清晰，内部回声是否清亮。同时要测量子宫的大小、形态，回声有否异常以及宫腔内状况。测量卵泡大小要求在卵泡最大切面测量 3 条径线，排卵前 2～3 d 须每天监测。

(2) 监测时间：一般是在月经周期第 9～10 天；正常周期可在第 10～11 天，药物诱导周期要求提前 1～2 d 监测卵泡发育。

(三)药物诱导周期卵泡超声表现

药物诱导排卵治疗不孕已被广泛应用，并取得巨大成就。正常诱导周期一般于周期 3～5 d 开始监测卵泡图像，多卵泡发生率为 35%～80%。多个卵泡分布在一侧或两侧卵巢内，互相挤压变形。不少文献报道，诱导周期的卵泡每天生长速度和排卵前卵泡最大直径与自然周期无明显差异；也有研究者认为，诱导周期的卵泡发育显著大于自然周期。排卵发生在 hCG 给药后 36～48 h，多个卵泡可在同一天破裂，也可分别相隔 1～2 d 破裂。诱导周期的排卵期和黄体期的超声表现与自然周期无明显不同。

1. 氯米芬

氯米芬又称氯蔗酚胺、克罗米芬，其卵泡期与自然周期相似或稍长，主导卵泡大多超过 1 个，通常 1～2 个及以上卵泡成熟。其成熟卵泡直径比自然周期大，平均约为 23 mm（18～25 mm）。超声监测必须连续进行，接近排卵前 2～3 d 应每天监测。

2. 尿促性腺激素(human menopausal gonadotropin，hMG)

含促卵泡素(follicle-stimulating hormone，FSH)和黄体生成素(luteinizing hormone，LH)，或用纯 FSH 诱发排卵治疗。其卵泡超声表现可呈不规则圆形、椭圆形、三角形、多边形，一个卵巢内的多个卵泡大小不等。用 hCG 后卵泡进一步增大，排卵后直肠窝暗区较多。

3. 促性腺激素释放激素激动剂(gonadotrophin releasing hormone analogue，GnRH-a)

联合 hMG 或 FSH 诱发排卵，是目前治疗不孕症，进行体外受精胚胎移植(In Vitro Fertilization-Embryo Transfer，IVF-ET)较理想方案。它可有效地抑制内源性黄体生成素

(LH)分泌,避免过早 LH 峰形成,能增加卵细胞采集率、受精率及妊娠率。

六、超声监测子宫内膜

正常子宫内膜受卵巢激素分泌的影响发生周期变化。子宫内膜生长环境适宜与否是胚胎着床成败的关键,在 IVF-ET 中,内膜对胚胎植入的敏感性也极为重要。因此,应用超声连续观察月经周期子宫内膜的形态和厚度变化,对不孕症患者治疗结果的重要价值已被公认。

(一)监测子宫内膜的方法及时间

1.方法

经阴道 B 超(transvaginal ultrasonography,TVS)监测子宫内膜优于腹部 B 超(transvaginal Sonography,TAS)已被实践证明和接受。要求在 TVS 下显示子宫体矢状面,在距宫底下 2 cm 处测量前后子宫肌层与内膜交界面的距离。内膜实际厚度包括两层子宫内膜,一般测量 3 次,取其平均值。

2.时间

监测在子宫内膜增生期(卵泡期)和分泌期(黄体期)的早、中、晚期进行。

(1)增生期:早期指月经周期第 5~7 天;中期指月经周期第 8~10 天;晚期指月经周期第 11~14 天。

(2)分泌期:早期指周期第 15~19 天;中期指月经周期第 20~23 天;晚期指月经周期第 24~28 天。按绒毛膜促性腺激素肌内注射或出现黄体生成素(LH)峰值计算。

(二)正常月经周期子宫内膜超声表现

正常育龄期妇女,子宫内膜随着卵巢激素周期性变化的影响也有相应的周期改变,不同时期的子宫内膜超声表现也不同。

1.增生期子宫内膜超声表现

增生早期,宫内膜呈一薄回声线,厚为 4~6 mm。增生中期,子宫内膜逐渐显示三条强回声线,其间低回声区为两层功能层内膜,内膜厚为 8~10 mm。增生晚期,三线二区更加清晰可见,内膜厚度加宽为 9~12 mm。

2.分泌期子宫内膜超声表现

排卵后,功能层内膜腺体内黏液和糖原积聚,低回声转变为强回声,三线征逐渐消失;分泌早期,由于内膜光点增加,使三线模糊,但仍可区分,宫腔中线回声仍清晰;分泌中期,三线消失,宫内膜光点明显增强,呈均匀一致强回声;分泌晚期,子宫内膜呈强回声。分泌期子宫内膜厚度,早、中、晚期变化不明显,但与增生期明显相关,一般厚为 10 mm。如果月经快来潮,内膜厚度可略变薄并显示不均强回声;若能受孕,子宫内膜受妊娠黄体的影响,厚度可达20 mm,回声更增强。

七、异常卵泡周期超声表现

卵泡的正常生长受卵巢自身功能和下丘脑-垂体-卵巢轴以及中枢神经系统、内分泌系统的复杂影响。卵泡发育异常是不孕的原因之一,占不孕症患者的 15%~25%。

在月经周期规律、BBT 双相的妇女中,通过超声检查发现有 13%~44% 的周期卵泡发育和排卵异常。卵泡发育异常也可发生在不孕症患者诱发排卵治疗过程中,其超声表现与自然周期大致相同。

（一）无卵泡发育

超声表现为无卵泡生长，或可见 1 个或数个卵泡发育，但直径＜14 mm 即停止生长或消失。

（二）小卵泡发育

病因目前尚不明确，有学者推测与黄体早熟有关。在连续超声监测中，卵泡测值及日平均增长速度均明显小于正常周期，卵泡张力不大，内壁模糊，生长缓慢，发育到一定程度即停止生长，排卵前卵泡最大径线常＞14 mm 且＜18 mm。

（三）大卵泡发育

在不孕症患者或诱导排卵治疗患者中，超声表现为排卵前卵泡直径＞30 mm。其机制尚需进一步研究。有学者报道卵泡直径＞30 mm 没有妊娠者。

（四）卵泡未破裂黄素化（luteinized unruptured follicle，LUF）

LUF 是指卵子未从卵泡中排出而内分泌已达到黄体水平。其病理尚不十分清楚，不孕患者可能与内分泌失调、子宫内膜异位症、精神因素造成高催乳素血症有关，促排卵治疗患者出现 LUF 现象，有学者认为是由于服用氯米芬后血清中 FSH 不适当增加，引起相对应的黄体组织结构异常所致。

超声表现：①在预测排卵日卵泡体积不变，囊壁逐渐增厚或内部回声逐渐增多，过 2～4 d 卵泡内充满大量光点并逐渐消失；②卵泡体积迅速增大至 30～50 mm 或更大，可持续存在至周期末或下周期初甚至更长时间。所不同的是，虽然在诱导排卵中的 LUF 现象存在，但其他卵泡仍可有排卵发生。

第四节　内分泌学检查

在女性不育症的诊治过程中，主要测定的激素有卵泡雌激素（FSH）、黄体生成素（LH）、催乳素（PRL）、雌二醇（E_2）、孕激素（P）、睾酮（T）。激素测定的主要目的，一方面是寻找不育、闭经或内分泌失调的病因，另一方面是监测卵泡发育、排卵及治疗效果。激素水平随着卵泡发育在整个月经周期中呈现周期性变化。通常是在月经周期 2～3 d 取血测定基础值，月经周期第 22 天，取血测定雌二醇及孕激素，了解排卵及黄体功能。血中的激素水平很低，常用的测定方法有化学发光免疫法、放射免疫测定法（radio immuno assav，RIA）、酶联免疫吸附试验测定法（enzyme-linked immuno sorbent assay，ELISA）。未来的发展趋势是使用无放射性核素的免疫分析系统。

一、垂体促性腺激素测定

FSH 和 LH 是垂体分泌的促性腺激素，均为糖蛋白，在血中与 α_2 和 β 球蛋白结合。两种激素的分泌受下丘脑 GnRH 和雌、孕激素的调节。对于生育年龄妇女，这些激素随月经周期出现周期性变化。FSH 的生理作用主要是促卵泡成熟及分泌雌激素。LH 的生理作用主要是促进女性排卵和黄体生成，以促进黄体分泌孕激素和雌激素。

垂体促性腺激素的水平除了反映垂体的功能外,还反映卵巢的储备能力。FSH 的基础值为 $5\sim15$ IU/L,排卵前峰值为基础值的 2 倍以上。LH 的基础值为 $5\sim15$ IU/L,排卵前可升高至 2 倍以上。

(一)测定 LH 峰值

可以估计排卵时间及了解排卵情况,卵泡早期,LH 处于较低水平,至排卵前达到高峰,LH 峰值可以达到 $40\sim200$ IU/L,约有 97% 的排卵发生在 LH 峰值后的 24 h 以内。一般尿 LH 峰比血 LH 峰晚出现 $3\sim6$ h,国内多采用尿 LH 峰测定来推测排卵时间,排卵一般发生在尿 LH 峰出现后 $12\sim24$ h。

(二)预测卵巢储备功能

如果基础 FSH $\geqslant$ 10 IU/L,提示卵巢储备能力下降。

(三)测定 LH/FSH 比值

如果 LH/FSH $>$ 3,表明 LH 呈高值;FSH 处于低水平,有助于诊断多囊卵巢综合征。

二、雌激素测定

雌激素主要由卵巢、胎盘产生,少量由肾上腺产生。雌激素(E)可分为雌酮(E_1)、雌二醇(E_2)及雌三醇(E_3)。雌激素中以 E_2 活性最强,是卵巢产生的主要激素之一,对维持女性生殖功能及第二性征有重要作用。在正常月经周期中,E_2 随卵巢内分泌的周期性变化而波动。卵泡早期雌激素处于低水平,雌二醇 $<$ 184 pmol/L(50 pg/mL),随卵泡发育雌二醇迅速上升,排卵前 $1\sim2$ d 达到峰值,排卵后雌二醇水平迅速下降,黄体形成后再次上升形成第二次峰值 $459\sim918$ pmol/L($125\sim250$ pg/mL),黄体萎缩后逐渐下降到卵泡早期水平。测定血中的雌二醇或 24 h 尿总雌激素水平可监测卵巢功能,有助于寻找不育的原因。

(一)判断闭经原因

激素水平符合正常月经周期变化,表明卵泡发育正常,应考虑为子宫性闭经;激素水平偏低,闭经原因可能为原发性或继发性卵巢功能低下或受药物影响而抑制了卵巢功能,也可见于下丘脑-垂体功能失调、高催乳素血症等。

(二)诊断无排卵

雌激素无周期性变化,常见于无排卵型功能失调性子宫出血、多囊卵巢综合征。

三、孕激素测定

人体孕激素由卵巢、胎盘和肾上腺皮质产生。孕激素的测定可有助于不育症病因的诊断。

(一)了解卵巢有无排卵

正常月经周期的血中孕激素的水平呈周期性变化,卵泡期处于最低水平,排卵前 $1\sim2$ d 开始上升,与排卵前 LH 峰的上升同步,至排卵前可达 6.36 nmol/L(2 ng/mL),孕酮的起始上升为临近排卵的重要标志;排卵后黄体形成,孕酮分泌量迅速增加,排卵后 7 d 左右达到高峰,以后又迅速下降,范围为 $15.6\sim95$ nmol/L($5\sim30$ ng/mL)。血孕酮 $>$ 15.6 nmol/L(5 ng/mL),提示有排卵。若孕酮符合有排卵,而无其他原因的不育患者,需配合 B 超检查观察卵泡发育及排卵过程,以排除 LUF。

原发性或继发性闭经、无排卵性月经或无排卵性功能失调性子宫出血、多囊卵巢综合征等,均有血中孕酮水平下降的表现。

（二）了解黄体功能

黄体期孕激素＞15.6 nmol/L(5 ng/mL)，可断定有黄体形成；黄体中期即排卵后 7 d 左右孕激素＞32 nmol/L(10 ng/mL)，可以证明功能性黄体的存在；若孕激素＜32 nmol/L(10 ng/mL)，提示黄体功能不全；若月经来潮 4～5 d 孕酮仍高于生理水平，提示黄体萎缩不全。

四、催乳素测定

催乳素(PRL)由垂体催乳素细胞分泌，受下丘脑催乳素抑制因子(PIF)的调节，在人体内可能还存在其他一些刺激或抑制因子，如促甲状腺素释放激素、雌激素及 5-羟色胺等对其均有促进作用。PRL 的主要功能是促进乳房发育及泌乳，与卵巢类固醇激素共同作用促进分娩前乳腺导管及腺体发育。PRL 还参与机体的多种功能，特别是对生殖功能的调节。在整个月经周期中 PRL 变化不大，非妊娠 PRL 正常水平在 10～25 ng/mL，如果 PRL＞100 ng/mL，应进行颅脑 CT、MRI 等检查，排除垂体肿瘤。闭经、不育及月经失调者，无论有无泌乳，均应测 PRL，以除外高催乳素血症。垂体肿瘤患者伴 PRL 异常增高时，应考虑有垂体催乳素腺瘤。

五、睾酮测定

女性体内的雄激素来自卵巢及肾上腺皮质，卵巢可产生少量的雄激素。睾酮水平升高要考虑多囊卵巢综合征、分泌雄激素的卵巢肿瘤及肾上腺疾病的可能。

第五节　排卵检查

一、基础体温测定

（一）基础体温

BBT 是指清晨醒后(睡眠 6～8 h)，未做任何活动前所测得的体温，是机体在最基本活动下的体温，可以反映机体在静息状态下的能量代谢水平。月经周期中，随不同时期雌、孕激素分泌量的不同，基础体温呈周期性变化。在月经后及卵泡期基础体温较低；排卵后，因黄体形成，产生的孕酮作用于下丘脑体温调节中枢，使基础体温上升 0.3 ℃～0.5 ℃，一直持续到月经前 1～2 d 或月经第 1 天，基础体温又降至原来水平。

（二）测量方法

每晚睡觉前将体温表水银柱甩至 36 ℃以下，置于伸手可取的地方。第 2 天清晨取体温表放于舌下，测口腔温度 5 min。每天测体温的时间最好固定不变。将测得的结果逐日记录于基础体温单上，并连成曲线。将生活中有可能影响体温的情况，如月经期、性生活、失眠或感冒等也随时记在体温单上。一般需连续测量，至少 3 个月经周期以上。

（三）基础体温测量意义

基础体温测量意义主要是了解卵巢有无排卵及黄体功能状况。正常月经周期，将每日测得的基础体温画成连线会呈双相曲线,而无排卵性月经周期,基础体温无上升改变而呈单相曲线。

双相体温曲线只能表现有成熟卵泡,并不能一概认为绝对发生排卵。例如,未破裂卵泡黄素化综合征(luteinized unruptured follicle syndrome,LUFS),排卵时间也只能说是在双相体温转变期前的 2～3 d,而不能断定在哪一天。不过,单相型体温一般认为无排卵及无黄体形成。该法简单实用,但要求严格(测温时间及有关记录),否则不能准确地了解卵巢功能情况。

(四)临床应用

BBT 是一种简单易行的方法,能够反映卵巢的周期性活动,一般测量 2～3 个周期,即可推断排卵规律,预测排卵时间。BBT 测定的主要临床应用如下。

(1)判断有无排卵。

(2)预测排卵日期:一般以月经中期体温最低日或体温升高的前 1 d 为排卵日。

(3)指导受孕及避孕:以体温最低日前后各 2 d 为最易受孕日,此前为相对安全期,而此后为绝对安全期。

(4)诊断早孕:高温相持续达 20 d 以上者,早孕可能性大。

(5)诊断黄体功能不全:高温相持续时间短,可诊断为黄体功能不全,亦是致不孕的因素之一。

(五)注意事项

(1)基础体温不能肯定排卵的确切时间,只能给定一个可能的排卵时间范围,用于指导受孕或避孕。

(2)双相体温不一定都有排卵,如 LUFS 患者的基础体温呈双相,但无排卵。也有研究表明,在激素测定监测排卵的周期中,基础体温呈单相,但有排卵。所以,判断有无排卵,最好用综合指标。

二、宫颈黏液检查

宫颈黏液是由宫颈管内膜细胞产生的,其量、透明度、黏稠度、延展性、结晶形成及细胞数等,随着卵巢的周期性变化而发生特征性变化。通过对患者宫颈黏液的检查,可以判断有无排卵,且对研究卵巢功能有一定价值。

(一)检查方法

患者取膀胱截石位,用阴道窥器暴露宫颈,先观察宫颈黏液性状,用棉球拭净宫颈及阴道穹隆的分泌物,再用干燥长钳伸入宫颈管内约 1 cm 取黏液,缓慢分开钳柄,观察其拉丝度,再将黏液涂于玻片上,待其干燥后,于低倍光镜下观察。宫颈黏液结晶的检查,应结合月经周期,多次取材观察其动态变化。

(二)检查项目及内容

(1)外观:月经净后宫颈黏液量少、稠厚、浑浊,越接近排卵期,宫颈黏液分泌的量越多,质越稀薄、透明。排卵后又恢复到原状。

(2)量:宫颈黏液的量在体温升高前 1 天达峰值,约为 0.3 mL 以上,体温上升后 1～2 d 迅速降低。

(3)拉丝试验:将黏液涂于一干燥玻片上,用另一玻片的一角接触黏液,再向上轻轻牵拉,观察拉丝的最大长度。拉丝度自月经净后逐渐增加,在排卵期可长达 10～20 cm。

(4)宫颈黏液结晶:将黏液涂于玻片上自然干燥,低倍镜下观察,由于黏液的高盐特性而呈现典型的羊齿植物叶状或叠瓦状结晶,且有较多的分支。不典型的为树枝状与较粗的羊齿植物叶状。一般结晶在体温升高前 8 d 开始形成,越接近排卵期结晶越典型、越明显。雌激素促进结晶的形成,而孕激素和雄激素呈抑制作用。

(5)细胞学:排卵期宫颈黏液内细胞数很少,每高倍视野 0～3 个白细胞,如此时白细胞数较多,应怀疑宫颈管及其以上部位有炎症存在。

(6)抗精子抗体:对部分免疫性不孕的患者,宫颈黏液内可检出抗精子抗体。

(7)化学成分分析:宫颈黏液的 pH、蛋白、糖、黏蛋白、氯化物等含量也都呈周期性变化。

三、B 超监测卵泡发育及排卵

超声监测卵泡发育直观准确,又可连续观测,目前已经取代其他检查方法成为首选。

(一)正常周期卵泡发育的超声观察

根据患者的月经周期,从预计排卵前 4～5 d 起每日定时超声检查,直至排卵。检查方法可根据需要选择经腹部或经阴道超声检查。正常的成熟卵泡声像图具有以下特征。

(1)卵泡最大直径≥20 mm,范围为 18～24 mm;卵泡直径<18 mm 者为未成熟卵泡,多不能排卵。

(2)卵泡外观饱满,壁薄而清晰。

(3)卵泡位置移向卵巢表面,向外突出,一侧无卵巢组织覆盖,卵泡直径的增长速度一般为 1～3 mm/d,临近排卵时增长快,可达 3～4 mm/d,排卵前 5 h 可增长 7 mm。已经排卵的超声征象:①卵泡消失或缩小,同时伴有内壁塌陷;②在缩小的卵泡腔内出现中低回声,随后卵泡腔增大,其内回声增强,提示已有早期黄体形成;③直肠子宫陷凹有少量积液。

(二)异常周期卵泡发育的超声观察

超声在监测卵泡发育的过程中,发现月经规律的育龄妇女中,有 15%～30% 的周期为异常周期,其中大部分异常周期属偶然发生,仅少数为持续发生。这种持续发生的卵泡发育和排卵异常可直接导致不育。常见的异常周期有以下几种类型。

1.无排卵周期

连续超声监测无优势卵泡发育。

2.小卵泡周期

排卵前卵泡直径<18 mm 者为小卵泡周期。在连续超声监测过程中,发现卵泡大小及日平均增长速度均明显小于正常周期,卵泡张力低、壁厚以及形状不规则,停止发育较早。

3.卵泡发育过度

卵泡发育过度指优势卵泡在排卵前短期内迅速增大,一般认为卵泡的大小与其成熟度有密切关系,但过度增大的卵泡常出现卵子老化或闭锁现象,从而降低受孕率。这种现象可见于自然排卵周期,但以药物诱发排卵周期更为多见。卵泡发育过度在自然排卵周期中的声像图表现为卵泡明显增大,排卵前直径>32 mm,日平均增长速度>3 mm,少数患者可同时伴有盆腔少量积液。在药物诱发排卵周期中,轻者声像图表现为卵巢增大,卵巢内可见多个较大的卵泡,盆腔可见少量液体。重者卵巢明显增大,其内可见数个至数十个较大卵泡,盆腔甚至胸腹腔可见大量液体。故在药物诱发排卵的周期中,超声可监测有无卵巢过度刺激综合征,指导临床用药。

4.黄素化未破裂卵泡综合征(LUFS)

LUFS是指卵泡发育未成熟或成熟后卵泡未破裂而颗粒细胞已发生黄素化。声像图表现为优势卵泡形成后卵泡继续增大,直径可达 40 mm 以上;预计排卵日以后数日仍无排卵的超声征象,部分患者卵泡可持续存在于下次月经来潮前后;在预计排卵日以后,卵泡壁开始增厚、模糊,腔内出现少许中低水平回声,少数可充满中等或较强水平回声。

四、经前子宫内膜活组织检查

子宫内膜活组织检查不仅能判断有无排卵和分泌期子宫内膜的发育程度,而且能间接反映卵巢的黄体功能,并有助于子宫内膜疾患的诊断。

(一)适应证

(1)疑有黄体功能不全者。

(2)疑有子宫内膜结核、炎症等病变者。

(二)诊刮或活检的时间

何时进行诊刮或活检,众说不一,多数人认为在月经来潮前 2～3 d 为宜。为避免干扰着床的孕卵,可在月经来潮后 6 h 内进行,基本上能满足进行该项检查的各种目的。

(三)标本采集与制作

活检前先做阴道检查,确定子宫位置,用宫腔探针探测宫腔大小。一般是在宫底前后壁刮取少量内膜;疑为内膜结核者注意刮取双侧宫角处。标本用福尔马林液、75％酒精或 Bouin 液固定,用苏木素-伊红染色,必要时做过碘酸-雪夫氏糖原染色。

(四)结果判读与临床意义

检查结果常由病理科医师报告。子宫内膜活检显示的组织变化,能确切地反映内分泌状态,与月经周期对应地呈现增殖期、分泌早期(以腺体变化为主)和分泌晚期(以间质变化为主)。在经前 2～3 d 活检,出现下述情况可诊断为黄体功能不全:①内膜薄,腺体稀疏,糖原含量少,螺旋动脉管壁薄;②子宫内膜成熟度比标准相差 2 d 以上。

第六节　输卵管通畅性检查

常用的方法有输卵管通液或通气试验、子宫输卵管造影;有条件的单位已开展了腹腔镜与输卵管通液联合检查、B超监视下行子宫输卵管通液检查、宫腔镜下行输卵管插管检查;新技术有输卵管镜的应用、借助介入放射学技术进行选择性输卵管造影和再通术等。上述方法可不同程度提示输卵管的通畅性阻塞部位、管腔内的形态变化及病因病理,为诊断提供依据。此外,这些介入性检查有助于对轻度输卵管扭曲的矫正、内膜粘连的分离、管腔内潴留物的排除等,起到一定治疗作用。

一、检查注意事项

(1)检查前必须查明生殖道有无活动性炎症,包括阴道、宫颈检测致病性微生物为阴性。

若有炎症者,经治愈后相隔数月再复查。有炎症病史者,适当应用抗生素防治感染,以防炎症发作及扩散。检查周期内禁忌性交与盆浴。

(2)通畅性检查宜选择在月经净后 3~7 d。因为检查时间太早,子宫内膜尚未完全修复,检查中的气体或油剂可能进入血窦,形成栓塞;亦可能将宫腔中残存的经血挤推到输卵管,再落入腹腔,以致引起感染或子宫内膜异位症。若在近排卵期后进行检查,子宫内膜已较肥厚,容易造成输卵管内口假性阻塞;同时介入宫腔的导管类器械擦伤内膜,易致术中及术后子宫出血。

(3)输卵管内口与峡部管腔细,肌层较厚,受到刺激时易发生痉挛。因此,在通畅检查术前、术中适当应用镇静剂或解痉药。

(4)在实施检查术中必须遵照无菌操作原则,防止医源性感染。检查当日体温应<37.5 ℃。

(5)在通畅性检查中注意阻紧宫颈外口、防止漏气、溢液影响检查结果判定。

(6)在 1 个月经周期内只能作一项介入性检查,例如,不能在诊刮术后继之作通畅性检查,或通液术后再行造影术。尤其是造影术后数月才可施行其他生殖系统手术。

二、输卵管通液试验

目前普及应用的是橡胶双腔通液管,亦可用带圆锥形胶塞头的金属导管,将其经宫颈插入宫腔。双腔管的小囊内注入无菌液 1~2 mL 将宫颈口阻紧,之后注入含 0.25% 的普鲁卡因或利多卡因的生理盐水,其中可以加入庆大霉素 4 万~8 万 U,地塞米松 5~10 mg,以解痉及抗感染、抗过敏,溶液总量为 20~30 mL。注入 3~5 mL 时略停片刻,使麻药发挥松弛输卵管内口作用,之后以 5 mL/min 速度缓慢注入。感到阻力或受术者下腹痛甚时,注入压力不宜过大、过猛,压力应<33.3 kPa(250 mmHg)。

结果判定:若注入无阻力,顺利注入 20 mL 溶液,停止推注后又无液体回流到针筒,受术者可有轻微下腹胀感或便意感,表明液体已通过输卵管流入盆腔,结论为输卵管通畅;若注入中有阻力,但可注入大部分液体,回流 5~10 mL,伴下腹胀痛,表明输卵管通而不畅;若注入阻力大,下腹痛严重甚至难以推进,回流>10 mL,提示输卵管不通。酚红液子宫输卵管注入法:术前排空膀胱,饮水 300 mL 左右,以利尿,用 0.6% 酚红生理盐水溶液(内含酚红 12 mg),按前述方法注入后,导管停留 10 min,以防溶液外溢。约 15 min 后排尿,收集原尿加入氢氧化钠,如尿液变成玫瑰红色,提示酚红液经输卵管进入腹腔,吸收后经肾脏排出,提示输卵管通畅。此法现已很少应用。

通液法的优点是简单易行,已普及到基层卫生单位,可对输卵管的通畅性进行初步鉴定。缺点是有假梗阻或假通畅之误诊,例如,输卵管伞部梗阻或其周围粘连;通液时能注入 20 mL,实际上输卵管是不通畅的。因此,临床上通液量可用 30~40 mL。

三、输卵管通气试验

输卵管通气试验系应用圆锥形胶塞头的金属导管,插入宫颈管内阻紧,阴道内注入生理盐水浸没胶塞头,以检测通气时有否漏气。外连接装有压力表及调解器的二氧化碳贮气钢瓶,注入速度为 20~40 mL/min,总量≤200 mL。结果判定:当注入二氧化碳压力达 8~16 kPa(60~120 mmHg)压力开始下降时,停止注气,观察压力变化;如果自然下降至 4~6.7 kPa,提示输卵管通畅;若压力不下降,则继续注入二氧化碳,当压力达 26.7 kPa(200 mmHg)仍不能下降时,提示输卵管不通。注气同时,可在两侧下腹部听诊,如听到气泡通过声,提示该侧输卵管通畅。

术毕起立后进入腹腔的气体升聚于横膈下刺激引起肩酸不适;若即时行 X 线腹部透视,见到膈下游离气体,可进一步证明输卵管是通的。该法优点是,简单易行,输卵管有轻度粘连时,可被 CO_2 气压分开,起疏通作用;缺点是,可能产生气栓致胸闷、气急、抽搐甚至昏迷等意外。

四、超声监测和输卵管通液联合检查

通液试验基本方法相同,注入溶液用 3% 过氧化氢 20 mL。在注入子宫输卵管过程中产生氧,既可防治感染,又产生泡沫效应,在 B 超观测下,可较明确地看到输卵管内的液流动态,若通畅,则子宫直肠凹可出现液性暗区;不通畅时,有利于判定梗阻部位,若伞部梗阻,可测到输卵管积液的液性暗区。该法优点是,在超声扫描下通液,借助动态影像学能较准确地判定输卵管通畅情况,通液后的输卵管及盆腔状态,有利于诊断与治疗,而且没有放射线对人体的影响,是今后的发展方向。

五、子宫输卵管造影

子宫输卵管造影是目前国内外对输卵管通畅定性、定位最常用的检查方法。除前述的禁忌证及注意事项外,术前必须做碘过敏试验,阴性者方可施术。

(一)造影剂

1.碘油

常用的碘油有 40% 碘化油(国产)、30% 乙碘油等。优点是:黏稠度高、密度大、影像清晰;流动慢,摄片时间比较充裕;刺激性小,过敏反应少,有 X 线设备的医院都可以做。缺点是:吸收慢,潴留在输卵管梗阻部位或滞在盆腔粘连包裹内,时间长了,油皂化后含有脂肪酸,刺激组织发生肉芽肿,加重输卵管炎或引起慢性腹膜炎。

2.碘水

常用的有 60% 或 76% 泛影葡胺,其他新型碘水溶性造影剂价格贵,故未普及。碘水造影的优点是黏稠度低,可以扩散到输卵管的分泌物内,使梗阻之管腔显示充分;流动快,一次完成摄片;吸收快,注入 10~30 min 即被吸收,以后经肾脏排出。

缺点是,有一定刺激性,注入时需适当加局麻药物;流动快,消失快,有时术者与摄片者配合不好或经验不足,照片显影不清晰。

(二)造影方法

造影前排清大小便,消毒外阴、阴道和宫颈。在无菌操作下抽出造影剂 7~10 mL,因导管内须容纳 2 mL,宫腔内容 3~5 mL。将金属导管或双腔导管插入宫颈内塞紧。排出导管中的气泡,以防误诊为息肉或肌瘤。在透视下边注入、边观察,至子宫输卵管均充盈即摄片;或在不透视下缓慢注入,至患者下腹胀即摄片。

如果注入时有明显阻力感或患者疼痛难受时,应停止注射,总注入量为 5~10 mL。如注入碘水剂,则连摄 2 片,相隔 10~15 min;若注入碘油剂,第 1 片洗出观察后,酌情摄第 2 片,待 24 h 后,擦洗阴道,清除可能残留在阴道内的碘剂,再摄盆腔 X 线片一张。若输卵管通畅,则输卵管内无油剂残留,进入盆腹腔的油剂呈涂抹状影像,子宫腔内残留呈纵行条状影,阴道内呈横行条状影,输卵管伞部残留呈香肠状影。

(三)并发症与造影后处理

(1)静脉回流:可能由于宫内膜被器械损伤,内膜有炎症或注射压力过高、造影剂量过大等。油剂有发生油性栓塞、过敏反应,患者在造影中或造影后出现咳嗽、胸痛、心悸、烦躁、休克、昏迷,甚至猝死可能。因此,术前应做好抗过敏、抢救休克的准备。

(2)感染:引起原有炎症发作,或无菌操作不严致医源性感染,引起子宫炎、附件炎、盆腔炎、腹膜炎等。应注意防治感染,适当用抗生素。

第二章 引起女性不孕的常见病

第一节 多囊卵巢综合征

多囊卵巢综合征(polycystic ovary syndrome,PCOS)是女性常见的内分泌紊乱性疾病,其临床表现具有异质性,典型表现为月经稀发或闭经、高雄激素血症及卵巢多囊性改变,常伴有不孕、多毛、痤疮、肥胖、胰岛素抵抗等一项或几项,远期有并发糖尿病、心血管疾病、子宫内膜癌的风险。

一、病因

PCOS的病因尚不明确,已知的可能导致PCOS的学说如下。

1.青春期发育亢进学说

本学说认为,PCOS的发病与青春期的延续及扩大有关,并与体质量增加过多有关。青春期发育伴随着胰岛素水平的恒定升高,高胰岛素水平抑制了性激素结合球蛋白的水平,扩大了性激素的效应,且对卵巢甾体类激素产生也具有一种直接的促性腺激素效应。青春期体质量增加过快可导致任何潜在的胰岛素抵抗和高胰岛素血症,同时肥胖可增加外周胰岛素水平,胰岛素抵抗可能在其发展过程中起重要作用。青春期的典型高胰岛素血症可加重PCOS患者高雄激素血症及无排卵现象,并产生黑棘皮、肥胖等。发病的关键时期为肾上腺功能初现时。约在性腺发育的前2年,肾上腺即开始分泌脱氢表雄酮(dehydro-epiandrosterone,DHEA)、DHEA-S和雄烯二酮。肾上腺功能初现功能亢进,分泌大量的雄激素可导致高胰岛素血症和胰岛素抵抗,这可能是PCOS的发病原因。

2.遗传因素

近年来的研究发现,PCOS具有家族聚集性,遗传因素成为研究热点,PCOS患者的姐妹更容易发生月经紊乱、高雄激素血症和多囊卵巢;PCOS患者的姐妹发生PCOS的概率是普通人群的4倍左右;早秃是男性雄激素过多的临床表现,PCOS患者的一级男性亲属有较高的早秃发病风险。目前许多学者认为遗传因素在PCOS的发病机制中起重要作用,但是PCOS的高度异质性却提示PCOS的遗传模式可能非常复杂。

目前国内外学者对PCOS的相关基因做了大量研究,其中包括类固醇激素代谢相关基因、糖代谢和能量平衡基因、与下丘脑和垂体激素活动有关的基因等。目前对调节类固醇激素合成和代谢的酶的基因研究较多。有文献表明,PCOS患者CYP11A、CYP17、CYP11B2、SHBG、雄激素受体、GnRH、LH、ISNR、IGF和瘦素的基因都可以发生表达水平或单核苷酸多态性变化。

虽然已知学界对PCOS的遗传学做了很多研究,可是迄今仍未发现能导致PCOS的特异基因。目前发现的与PCOS有关的基因,只是对PCOS临床表现的严重程度有所修饰,而对PCOS的发生没有决定作用。疾病基因连锁分析和关联分析均不能证明这些基因与PCOS存在特异的遗传学关系。

随着遗传学的发展,人们发现人类疾病有半数原因与基因遗传有关,另一半则取决于基因组外遗传变化,这种基因组外遗传变化不改变遗传信息,但可导致细胞一次次性质发生变化,这就是表观遗传学。表观遗传调控可影响基因转录活性而不涉及 DNA 序列改变,其分子基础是 DNA 甲基化以及染色质的化学修饰和物理重塑。大量的临床和基础研究结果表明环境因素在疾病发生、发展中有巨大的影响,而表观遗传调控在遗传因素和环境因素的互动关系中起着桥梁的作用。

3.胎儿起源学说

对于低出生体质量的儿童,由于宫内营养不良而在胎儿期出现高胰岛素血症,以保证胎儿在营养缺乏的环境中存活,同时影响 β 细胞的功能和结构,使其分泌胰岛素的能力受限,胰岛素敏感性较正常出生体质量者降低。出生后即使营养物质充足,这种变化仍持续存在,机体需分泌更多的胰岛素以补偿胰岛素敏感性的降低,从而使高胰岛素血症持续于儿童期,并于青春期加重,出现"少女综合征";后者以低出生体质量、高胰岛素血症、脂质和脂蛋白组成异常、体质量正常及肾上腺功能早现后的无排卵、高雄激素血症和多囊卵巢综合征为特征。

4.高胰岛素血症及胰岛素抵抗

胰岛素抵抗指机体对胰岛素不敏感,在正常人群中的发生率为 $10\% \sim 25\%$,在 PCOS 妇女中的发生率为 50% 以上。胰岛素抵抗时,机体为代偿糖代谢紊乱就会分泌大量的胰岛素,从而形成高胰岛素血症。PCOS 患者往往同时存在高胰岛素血症和高雄激素血症,目前认为二者之间存在因果关系。

(1)在 PCOS 中高胰岛素血症引起高雄激素血症:由于人们观察到有胰岛素和高胰岛素血症的妇女常有男性化表现,因此考虑胰岛素可能影响雄激素代谢。Tayior 第一次提出有胰岛素抵抗的 PCOS 者体内过多的睾酮是高胰岛素血症直接作用于卵巢的结果。以后又有临床观察支持这一假说,部分或全部切除卵巢或用长效 GnRH-α 抑制卵巢雄激素合成后,胰岛素抵抗依然存在,高胰岛素血症没有得到改善。黑棘皮病患者在青春期就存在胰岛素抵抗和高胰岛素血症,可是在若干年后才能观察到血雄激素水平升高。因此,如果说高胰岛素血症与高雄激素血症之间存在因果关系,很可能是高胰岛素血症引起高雄激素血症。

近年来,许多实验证实胰岛素对血雄激素水平有一定调节作用。这些实验一般采用高胰岛素-正常血糖钳夹技术或口服葡萄糖方法,使胰岛素水平在短期内迅速提高,结果发现,无论是胰岛素水平正常的妇女,还是高胰岛素血症的患者,其血雄激素水平都有不同程度的升高。一些实验用二甲双胍改善胰岛素抵抗降低胰岛素水平,结果发现睾酮水平也相应降低。口服二甲双胍并不影响 LH 的脉冲频率和振幅、LH/FSH 值,LH 对 LHRH 的反应和体内类固醇激素合成。这些研究的结果,从反面进一步证实胰岛素能增加卵巢雄激素的合成。

(2)高胰岛素血症引起高雄激素血症的机制:胰岛素增强细胞色素 P450c17α 的活性,从而刺激卵巢雄激素的合成。细胞色素 P450c17α 是一种双功能酶,同时有 17α-羟化酶和 17,20-裂解酶活性,是类固醇激素合成的关键酶。在许多 PCOS 者的卵巢内,细胞色素 P450c17α 的活性显著增强。二甲双胍能抑制肝糖原的合成,提高周围组织对胰岛素的敏感性,从而减少胰岛素的分泌,降低胰岛素水平。伴有高胰岛素血症的 PCOS 患者口服二甲双胍 4~8 周,血胰岛素水平降低,细胞色素 P450c17α 的活性也显著降低,睾酮的合成也受到抑制。用控制饮食的方法改善肥胖型 PCOS 患者的胰岛素抵抗做类似实验得到同样的结果。这表明 PCOS 患者卵巢中细胞色素 P450c17α 活性增强可能是高胰岛素直接刺激的结果。高胰岛素增强胰岛素样生长因子-1(IGF-1)的生物活性。IGF-1 是一种能促进合成代谢的多肽,IGF-1 能直接刺激卵泡膜细胞合成雄激素,也能协同 LH 的促雄激素合成作用。许多研究证明,胰岛素能通过影响 IGF-1 系统促进卵巢雄激素的生物合成,这可能是高胰岛素诱发高雄激素的机制之一。体内升高的胰岛素则竞争性地结合与 IGF-1 受体或杂交受体,发挥类似 IGF-1 的生物学效应,从而促进卵巢雄激素的合成。胰岛素能抑制肝脏胰岛素样生长因子结合蛋白1(IGFBP-1)的合成,提高卵巢组织 GF-1 的生物活性,促进雄激素的合成。

5.细胞色素功能异常

肾上腺中合成甾体激素的关键酶 P450c17α,17,20-碳链酶功能异常,活性增加,可致 DHEA 水平升高。

6.下丘脑-垂体-卵巢轴功能紊乱

由于长期不排卵,雌激素对垂体分泌促性腺激素的反馈作用呈稳定不变状态,雌激素的负反馈作用使 FSH 降至正常范围低值,正反馈作用时 LH 持续分泌呈高水平,也不形成 LH 峰。持续少量的 FSH 刺激以及 LH/FSH 比值上升,影响卵泡发育不能到达成熟,也不发生排卵,形成囊状闭锁。此时雌二醇、雌酮分泌增加。持续大量的 LH 分泌使间质中卵泡细胞增生,于是雌二醇产生减少,但雌激素前体、雄烯二酮和睾酮显著增多。

持续性 LH 分泌过多,还可引起肾上腺分泌雄激素增加,过高水平的雄激素间接影响促性腺激素分泌,增高的雌酮作用于垂体水平增加 LH 的储备。由此造成 LH 大量释放、性激素分泌异常的恶性循环。

7.下丘脑-垂体-卵巢轴的恶性循环

PCOS 的诱因众多而复杂,任何因素均可影响轴反馈机制中的环节,其主要变异环节如下:

(1)促性腺激素;

(2)类固醇的分泌和反馈;

(3)卵巢局部的肽类物质的异常。

这些因素若持续一定的时间,都能诱发轴自身恶性循环的运转。

二、临床表现

(一)症状与体征

PCOS 是生育年龄最常见的内分泌疾病,是高雄激素血症和不排卵的常见病因,可导致精神、社会及经济问题。近年来,由于 PCOS 妇女与代谢综合征的密切关系,在人群和医疗界受到越来越多的关注。其临床表现多样化,牵涉到内科、妇科和精神科。以下几点为其主要表现。

1.月经失调

月经稀发以至闭经,绝大多数是继发闭经,闭经前常有月经稀发或月经量过少,也有患者月经规律而无排卵。部分患者则表现为无排卵性功能性子宫出血。青春期患者初潮年龄一般正常,症状常在初潮前后,亦即下丘脑-垂体-卵巢轴功能发育完善之前出现。

2.无排卵及不孕

无排卵及不孕多为排卵障碍而引起的原发性不孕,占无排卵不孕患者的 30% 左右。

3.高雄激素血症

高雄激素血症为 PCOS 最常见且比较恒定的诊断根据,但临床测定值与种族、体质量、年龄等有关。一般依靠体征如皮肤改变,年轻患者有多毛(占 60%),亚洲妇女较少见,毛发呈男性型分布;其次为痤疮,年龄较大者可有脱发秃顶等辅助诊断。

4.肥胖

约半数患者有此表现,多在青春期前后出现。BMI≥24 者为超重,≥26 者为肥胖。肥胖程度与临床表现有密切关系。高雄激素血症、胰岛素抵抗和不排卵的发病率高于体质量正常者。亚洲妇女肥胖程度较欧美妇女轻而少。据统计,美国 40% PCOS 患者 BMI 的水平为24~30。

5.卵巢增大和多囊性变

多囊卵巢综合征卵巢的特征性改变为双侧卵巢增大,在双合诊检查时一般不容易发现,通过 B 超或腹腔镜检查可确定卵巢的体积,有的卵巢可增大 2~3 倍。卵巢皮质增厚,并可见多个小卵泡在卵巢皮质下呈车轮状排列。值得注意的是,多囊卵巢综合征患者并不都具有以上典型体征。24%~40%患者的卵巢大小正常,有的患者只是在 B 超下见到多囊卵巢改变,但没有任何症状和体征。

6.黑棘皮病

黑棘皮病是重度胰岛素抵抗的体征,典型表现为颈后、腋下、外阴、腹股沟皮肤角化过度,有时呈细小疣状改变,皮肤色素增加。

(二)激素变化

1.雄激素过多

雄激素过多是多囊卵巢综合征的基本特征。患者血清中各种雄激素水平均可升高,包括睾酮、游离睾酮、雄烯二酮、去氢表雄酮等。其中游离睾酮活性最强。20%~30%患者血清雄激素并不升高。

2.高雌酮血症

PCOS 患者卵泡分泌的雌二醇相当于正常卵泡早、中期的水平。但由于高雄激素血症,使腺体外雄激素向雌酮的转化增加,导致高雌酮血症。影响对 H-P-O 轴的正常反馈作用,造成排卵障碍。

3.LH/FSH 的比例失调

患者 LH/FSH 失调,可≥3 倍以上,且无周期性分泌。其原因已在上面说明。

4.高胰岛素血症

高胰岛素血症是本综合征的特征之一,肥胖者约占 75%、非肥胖者占 25%。

三、辅助检查

(一)盆腔超声

超声检查于已有月经异常和高雄激素血症或相关表现的患者的诊断为非必需的。阴道超声检查于有性生活的患者是首选;无性生活者,可选用经腹部或直肠超声检查。检查前需停服性激素类药物。以下特征提示多囊卵巢形态,又称卵巢多囊样改变:一侧或双侧卵巢内≥12 个直径为 2~9 mm 的卵泡(《2018 年 PCOS 治疗和管理国际循证指南》使用包含8MHz 探头的、经阴道超声要求一侧或双侧卵巢内≥20 个直径为 2~9 mm 的卵泡),和(或)卵巢体积≥10 cm³(mL)。卵巢体积的计算公式为:0.5×横径(cm)×长径(cm)×前后径(cm)。有黄体的稀发排卵患者或卵泡直径>1 cm的患者应考虑在下个周期复查。此外,还需要注意子宫内膜回声情况、血流信号以及厚度是否不均等,排除子宫内膜增生、子宫内膜癌等病变。青春期女性月经初潮后8年内PCOM较为常见,故此年龄段不建议使用盆腔超声诊断PCOS。

(二)实验室检查

1.高雄激素血症

缺乏相关表现时高雄激素血症的生化检查对PCOS的诊断有重要意义。高雄激素血症的评估包括何种激素的测定、数值标准如何,目前尚无国际统一的共识。因睾酮测定方法方便,常为临床所应用。睾酮的测定包括游离睾酮和总睾酮的测定,计算生物有效性睾酮。PCOS患者表现如下:血清总睾酮正常或轻度升高,一般不超过正常范围上限的2倍;也可有硫酸脱氢表雄酮(DHEA-S)轻度升高或正常,雄烯二酮水平升高。有条件者可以检测总睾酮和性激素结合球蛋白(sex hormone-binding globulin,SHBG)后计算游离雄激素指数(free testosteroneindex,FAI);FAI=总睾酮(nmol/L)×100/性激素结合球蛋白(nmol/L),正常范围为0.7~6.4(仅供参考),可作为首选检查内容。高雄激素临床表现的严重程度与血清总睾酮水平不成正比。注意排除其他原因引起的高雄激素血症。

2.其他生殖内分泌相关激素

血清催乳素(PRL)水平轻度增高的患者占PCOS患者的20%~35%;黄体生成素(LH)/卵泡刺激素(FSH)比值≥2,常见于非肥胖型PCOS患者。血清抗米勒管激素(anti-Müllerian hormone,AMH)水平在PCOS患者中常明显增高,但正常值无统一标准。

3.代谢水平的评估

首选检查为口服葡萄糖耐量试验(oral glucose tolerance test,OGTT)。检测患者空腹血糖(fasting olasma glucose,FPG)、空腹胰岛素,以及餐后30 min、1 h、2 h的血糖和胰岛素水平,计算胰岛素抵抗指数(HOMA-IR),HOMA-IR=空腹血糖水平(mmol/L)×空腹胰岛素水平(μ/mL)/22.5,评估患者胰岛素抵抗情况。此外,还可对患者的肝肾功能进行检查以及测定血脂指标来评估代谢。若条件允许,可进行人体成分分析。

4.其他内分泌激素测定

病情需要的患者可酌情检测胰岛素释放试验、肾上腺皮质激素释放激素(ACTH)、17-羟孕酮、甲状腺功能、皮质醇等。

四、鉴别诊断

(一)卵巢肿瘤

1.卵巢男性化肿瘤

卵巢男性化肿瘤包括男性细胞瘤、门细胞瘤、类脂细胞瘤、性母细胞瘤、肾上腺残迹瘤或癌、畸胎瘤等;肿瘤多为单侧、实性肿瘤,均可分泌大量雄激素,可见阴蒂增大、肌肉发达、音调低沉等男性化征象。当血清睾酮值>6.9 nmol/L时,应排除产生激素的卵巢肿瘤,可用B超、CT、MRI等协助诊断。

2.泡膜细胞增殖症

其临床与内分泌征象与PCOS相仿,但更严重。其特征如下。

(1)来源于卵巢的雄激素(睾酮、雄烯二酮和双氢睾酮)明显增多。

(2)雌酮水平增高(主要由高雄激素转化)。

(3)LH 和 FSH 分泌正常或低于正常妇女。

(4)卵巢间质内有黄素化卵泡样细胞群。

(5)对氯米芬治疗不敏感。

(6)同样存在明显的抗胰岛素和高胰岛素血症。

(二)肾上腺疾病

1.库欣综合征

肾上腺皮质增生,分泌大量皮质醇或雄激素,表现为月经失调、圆脸、肥胖、多毛等典型临床症候群。内分泌检测 LH 在正常范围;皮质醇水平高,无昼夜波动,小剂量地塞米松无抑制作用;常伴有不同程度的雄激素增多。

2.肾上腺肿瘤或癌

产生大量 17-酮类固醇、DHEA 和雄烯二酮,不被大剂量地塞米松所抑制;ACTH 持续低水平。B 超或后腹膜充气摄片见肿块,必要时可作 CT、MRI 定位。

3.肾上腺酶缺乏症

肾上腺酶缺乏症包括迟发型 21-羟化酶缺陷、β-羟类固醇脱氢酶-异构酶缺乏症、11-羟化酶轻度减少症等。

(三)高催乳素血症

高催乳素血症常伴有高雄激素,但以 DHEA 和 DHEA-S 升高为主,由于 PRL 直接作用于肾上腺皮质,使雄激素增多,而出现类 PCOS 征象。其鉴别是:本病除了有较高水平的 PRL 外,DHEA 水平高,促性腺激素正常或偏低,雌激素水平也偏低。虽然雄激素升高,但很少出现多毛和痤疮。少数患者伴有垂体腺瘤。PCOS 约有 1/3 伴有高催乳素血症,可能是由于高 E_1 水平或其他外来因素引起。

(四)甲状腺功能亢进或减退

甲状腺素的过多或减少能引起性激素结合球蛋白(sex hormone-binding globulin,SHBG)和类固醇代谢的改变。对有些患者可导致无排卵,或出现类似 PCOS 的征象。甲亢时 T_3、T_4 和 SHBG 水平升高,雄激素和雌激素的清除率降低,使血中雄激素和雌激素水平上升,外周转化率上升,导致 E_1 水平增高,出现男性化和月经失调、排卵障碍。甲状腺功能减退时,SHBG 水平下降,睾酮的清除率增高,主要为 E_3 水平的增高,由于 E_1 和 E_3 的作用有别于 E_2,造成对促性腺激素的反馈作用失常,发生不排卵。

(五)抗胰岛素综合征

抗胰岛素综合征是胰岛素受体缺陷性疾病,可出现黑棘皮病、肥胖、雄激素过多、闭经。卵巢具有类 PCOS 变化。其原因为胰岛素作用于卵巢间质和卵泡膜细胞,使雄激素分泌过多,又作用于肾上腺和外周组织,产生更多的雄激素,形成抗胰岛素与雄激素过多的类 PCOS。

五、治疗

(一)一般治疗

控制饮食和运动皆有助于提高 PCOS 患者的疗效。肥胖者酌情控制饮食以减轻体质量,可以纠正肥胖而加剧的内分泌失调状况。减轻体质量可使 1/3 以上的肥胖型 PCOS 患者恢复排卵。降低或控制碳水化合物和脂肪摄入比,即低热卡饮食,适当的运动,增加消耗,可使

IGF-BP-1 增多,并使 IGE-1 下降约 20%。

(二)药物治疗

1. 促排卵治疗

目的是恢复排卵和月经,并促使发生妊娠。

(1)氯米芬(Clomifene Clomid,CC):又名枸橼酸克罗米芬,属非类固醇抗雌激素制剂,具有弱雌激素作用,能与垂体细胞内雌激素受体结合,促进 FSH 分泌,恢复 LH/FSH 的正常比值,促进卵泡的发育并排卵。用 CC 指征:患者 H-P-O 轴正常,有一定雌激素水平。

用法:在月经周期的第 5 日开始服用,每日 50 mg,连服 5 d,在停药后 7 d 左右排卵,PCOS 患者所需剂量较低,但有时也用每日 100 mg,3 个周期为 1 个疗程,必要时可连用 3~6 个周期。该法的排卵率为 75%~90%,妊娠率为 30%~40%。为提高排卵率和妊娠率,可采用以下措施:加用雌激素,在 CC 用药第二天起,必要时加服雌激素,加服炔雌醇,每日 0.05 mg,连用 7 d,使宫颈黏液变稀,有利于精子通过;加用 hCG,在 B 超监护下,待卵泡成熟后肌内注射 hCG 5 000~10 000 U;加用地塞米松。对硫酸脱氢表雄酮水平高,单用 CC 不能排卵者,可加服地塞米松,每日 0.25~0.5 mg。

(2)来曲唑:又名三苯氧胺,为抗雌激素药物,小剂量可促进排卵,其机制与 CC 相同,适用于 CC 治疗无效者。

用法:月经周期第 5 日开始服用,每日 20~40 mg,连服 5 d,监测卵泡发育。

(3)人类绝经期促性腺激素(HMG):对于单纯 CC 或来曲唑不能诱发排卵者,其主要作用是直接促进卵泡的成熟,在 PCOS 中可能导致过多的 E_2 分泌,易造成卵巢的过度刺激,以及常发生内源性 LH 峰,影响卵子质量,从而降低妊娠率。常用 HMG-hCG 疗法。

用法:月经周期第 5 日开始,每日肌内注射 HMG 75~150 U,B 超监测卵泡发育和监测血清 E_2,当卵泡发育成熟,停用 HMG 并肌内注射 hCG 5 000 U,对于有多个卵泡发育或血清 $E_2 > 2 000$ pg/mL 者,应停注射 hCG,以避免卵巢过度刺激综合征(OHSS)的发生。该法排卵率约为 90%,妊娠率为 40%,流产率为 30%。

(4)卵泡刺激素(FSH):对内源性 LH 本来就呈高分泌的 PCOS 患者尤为适用,以降低卵泡发育和卵泡成熟过程中 LH 分泌,改善 LH/FSH 比值,有利于改善卵子质量和提高妊娠率,降低流产率。

用法:从月经周期第 5 日开始,隔日给予 FSH 150 U 肌内注射,直至观察到卵泡发育成熟,该法排卵率为 73.4%,妊娠率为 17.1%,流产率为 16.7%。

(5)促性腺激素释放激素(GnRH):应用脉冲法注射 GnRH,诱发垂体分泌 FSH 和 LH,促进卵泡发育及排卵,适用于经氯米芬或 HMG 治疗无效者。其优点是,可引起单个卵泡发育及排卵,降低 OHSS 和多胎发生率。但肥胖及高雄激素血症患者,不适合此法。

用法:采用静脉注射泵,模拟 GnRH 生理释放模式,每 90 min 给药 1 次,每次 5~20 μg,直至基础体温上升或 B 超显示排卵即停止注射,一般治疗 2~3 周出现排卵,也可于排卵后改为每 4 小时给药 1 次,或用 hCG 1 500 U,肌内注射,每 3 日 1 次,以维持黄体功能。

2. 抑制法

(1)肾上腺皮质激素:可抑制来自卵巢或肾上腺分泌过盛的雄激素。用法:泼尼松 7.5 mg/d,2 个月后约 35.7% 闭经者和 90.9% 无排卵者的卵巢功能得到恢复,妊娠率为 44%。地塞米松 0.5 mg,每晚睡前服用 1 次,与氯米芬合并使用,可提高排卵率和受孕率。

（2）螺内酯：阻止睾酮与毛囊相结合，也能抑制 17-α-羟化酶，从而干扰卵巢雄激素的合成。用法：50 mg/d，可导致睾酮的产生和水平下降 50%，清除率增加，从而使 75% 的患者毛发生长减少，并使毛发变细，对于高雄激素伴有无排卵而月经失调者，从月经周期第 5～21 日开始，口服 20 mg，每日 2 次，睾酮与 LH 恢复几乎达正常，85% 可恢复正常排卵周期。

（3）溴隐亭：作用于下丘脑，增加催乳素抑制因子，从而抑制催乳素的分泌，适用于合并 PRL 升高者。用法：开始每次 1.25 mg，每日 1～2 次，3 日后如无不良反应，可服用 2.5 mg，每日 2～3 次。

（4）GnRH-α 大剂量抑制法：与垂体促性腺细胞上 GnRH 受体结合，以诱发 LH 和 FSH 的合成。GnRH 尚能导致自身在垂体部位受体量增多，若连续使用，会促使性腺激素的合成与分泌减少，称之为降调节或脱敏作用。这种作用对垂体卵巢轴是可逆的，开始对垂体的 FSH、LH 和卵巢的雌、雄激素起兴奋作用，14 d 后下降达正常水平，28 d 达去卵巢状态，停药后可恢复正常。国外用喷鼻法每次 200 μg，每日 4 次，或皮下注射每次 100～200 μg，每日 1～2 次。

（5）孕酮类抑制法：抑制 LH 和卵巢及肾上腺的雄激素的产生，有效地缩小卵巢和卵泡，毛发和痤疮明显减少等。安宫黄体酮（MPA）：又称醋酸甲羟孕酮，为有效获得抗雄激素制剂，通过中枢抑制 LH 分泌，减少血睾酮在周围与雄激素争夺受体的双重作用，给予甲羟孕酮每日 6～8 mg。复方口服避孕药：其雌激素成分可使性激素结合球蛋白浓度增加，而使游离睾酮减少；孕激素成分在靶器官直接竞争雄激素受体，从而减轻体内高雄激素环境，有利于排卵及受孕。

（三）手术治疗

以往常用卵巢楔形切除术，近年来开展腹腔镜下行卵巢皮质下的小囊泡微孔穿刺术、二氧化碳激光卵巢楔形切除、穿刺或烧灼术，进一步改良为阴道 B 超引导下行卵巢皮质下卵泡穿刺术，创伤更轻微，且排卵率、妊娠率较高。

第二节　高催乳素血症

催乳素（prolactin，PRL）是由垂体前叶的催乳素细胞分泌的蛋白类激素，其主要作用是促进乳腺的发育和泌乳，也参与生殖功能的调节。高催乳素血症（HPRL）是各种原因导致外周血催乳素异常升高的病症。女性患者可表现为月经失调、闭经、溢乳及不孕，男性患者可表现为阳痿。

一、病因

正常情况 PRL 的分泌呈脉冲式释放，其昼夜节律对乳腺的发育、泌乳和卵巢功能起重要调节作用，一旦此调节作用失衡，即可引起 HPRL。

（一）生理性高催乳素血症

日常的生理活动可使 PRL 暂时性升高，如夜间睡眠（2：00～6：00），妊娠期、产褥期

3~4周,乳头受吮性刺激、性交、运动和应激性刺激,低血糖等,均可使PRL有所升高,但升高幅度不会太大,持续时间不会太长,否则可能为病理状态。

(二)病理性高催乳素血症

1.下丘脑-垂体病变

垂体PRL腺瘤是造成高催乳素血症的主要原因。一般认为>10 mm者,为大PRL腺瘤,<10 mm者,称PRL微腺瘤;一般来说血中PRL>250 ng/mL者,多为大腺瘤,介于100~250 ng/mL者,多为微腺瘤。

随着CT、MRI、放免测定,PRL腺瘤的检出率逐年提高。微小腺瘤有时临床长期治疗观察中才能确诊。颅底炎症、损伤、手术,空蝶鞍综合征、垂体柄病变、压迫等,亦可引起发病。

2.原发性或(和)继发性甲状腺功能减退

由于甲状腺素分泌减少,解除了下丘脑-垂体的抑制作用,使TRH分泌增加,从而使TSH分泌增加,也刺激PRL分泌增加并影响卵巢与生殖功能。

(三)医源性高催乳血症

药物治疗其他疾病时往往造成PRL的增高。

1.抗精神失常药物

氯丙嗪、阿米替林、丙咪嗪、舒必利、安坦、罗拉、奋乃近、眠尔通、胃复安等药物可影响多巴胺的产生,影响PIF的作用而导致PRL分泌增多。

2.甾体激素

雌激素和口服避孕药可通过对丘脑抑制PIF的作用或直接刺激PRL细胞分泌,使PRL升高。

3.其他药物

α-甲基多巴、利血平、苯丙胺、异烟肼、吗啡等,也可使PRL升高。

(四)其他疾病

亦可同时引起PRL的升高,如未分化支气管肺癌、肾上腺瘤、胚胎癌、艾迪生病、慢性肾衰竭、肝硬化、妇科手术、乳头炎、胸壁外伤、带状疱疹等。

(五)特发性闭经-溢乳综合征

此类患者与妊娠无关,临床亦查不到垂体肿瘤或其他器质性病变,许多学者认为,可能系下丘脑-垂体功能紊乱,促性腺激素分泌受到抑制,而致PRL分泌增加。其中部分病例经数年临床观察,最后发现垂体PRL腺瘤,故此类患者可能无症状性潜在垂体瘤。所以对所有HPRL患者应定期随诊,早期发现肿瘤。

二、临床表现

(一)月经失调-闭经

当PRL升高超过生理水平时,则对性功能有影响,可表现功能性出血、月经稀发以至闭经。有人报告,PRL<60 ng/mL者,仅表现月经稀发,PRL>60 ng/mL者,易产生闭经。月经的改变可能是渐进而非急剧的变化,病早期可能有正常排卵性月经,然后发展到虽有排卵而黄体功能不全、无排卵月经、月经稀发以至闭经。

(二)溢乳

溢乳的程度可表现不同,从挤压出一些清水或乳汁到自然分泌出不等量的乳汁。多数患者在检查乳房时挤压乳房才发现溢乳。有人报道,当 PRL 很高时,则雌激素很低,而泌乳反停止,故溢乳与 PRL 水平不呈正相关。

(三)不孕/习惯性早期流产史

(1)高 PRL 血症伴无排卵,即使少数患者不闭经,但从 BBT、宫内膜活检及黄体酮测定,均证实无排卵,所以常有原发不孕。

(2)高 PRL 血症伴黄体功能不全,主要表现为:①BBT 示黄体期短于 12 d,黄体期温度上升不到 0.3 ℃;②宫内膜活检显示发育迟缓;③黄体中期黄体酮值小于 5 ng/mL。故高 PRL 血症患者易不孕,有习惯性早期流产史。

(四)其他表现

若发病在青春期前,第 2 性征不发育。成年妇女可有子宫萎缩,性功能减退,部分患者由于雌激素水平低落而出现更年期症状。微小腺瘤(直径小于 1 cm)时,很少有自觉症状;当肿瘤长大向上压迫视交叉时,则有头痛、视力障碍、复视、偏盲,甚至失明等。

三、辅助检查

(一)实验室检查

1.静息状态下血清催乳素测定

(1)催乳素正常范围及高催乳素血症的诊断标准:正常催乳素水平≤1.14 nmol/L(25 μg/L,1 μg/L=21.2 mU);若超过 1.14 nmol/L,则为高催乳素血症。

(2)注意事项:测定血清催乳素时,需考虑其脉冲式释放和食物(特别是高蛋白质饮食)增加其分泌的特性。每次检查当日应空腹,当日晨禁性交;来院后休息 1 h,在 9:00～11:00 采血;可连续 3 d 采血或同一天连续 3 次采血,以除外脉冲峰值,有利于高催乳素分泌的判断。对有药物应用病史的患者,在不影响疾病治疗的前提下,可以停用药物 48～72 h 采血。如果是单纯药物引起的高催乳素血症,则停药后催乳素值会下降。

(3)病因分析:催乳素升高但不超过 4.55 nmol/L,可能是药物引起、雌激素作用或特发性高催乳素;超过 6.83 nmol/L(约 3 000 mU/L,高于正常值 5 倍)时,可能有催乳素腺瘤;典型催乳素大腺瘤催乳素超过 11.38 nmol/L(约 5 000 mU/L),但催乳素腺瘤可以发生在各种催乳素水平;非催乳素型垂体大腺瘤仅引起催乳素水平轻度升高。

2.催乳素动态试验包括垂体兴奋试验和抑制试验

催乳素高于 2.28 nmol/L,需检查甲状腺功能。兴奋催乳素分泌的药物(如促甲状腺素释放激素、甲氧氯普胺、西咪替丁)或抑制催乳素分泌的药物(左旋多巴),可选择性地用于观察催乳素动态变化。除溴隐亭抑制试验外,垂体催乳素腺瘤一般对兴奋剂与抑制剂实验催乳素分泌无明显变化,有助于鉴别特发性高催乳素血症与垂体腺瘤。

(1)兴奋试验常用促甲状腺素释放激素垂体兴奋试验和氯丙嗪试验两种。①促甲状腺素释放激素垂体兴奋试验:应用促甲状腺素释放激素前,采血测定催乳素的基础值。静脉注射促甲状腺素释放激素 500 μg,用药 30 min 和 60 min 后再测血促甲状腺激素和催乳素。正常妇女应用促甲状腺素释放激素后,促甲状腺激素增高 2～4 倍,催乳素增高 4 倍。如果为催乳素瘤,促甲状腺素释放激素的催乳素的释放效应低于正常。本实验适用于催乳素轻度增高(2.28 nmol/L 以内)的患者。②氯丙嗪试验:氯丙嗪 25～50 mg,肌内注射,60～90 min 升高 1 倍,持续 3 h。由于抑制多巴胺受体的功能,促进催乳素分泌,使得催乳素增高。如果为垂体瘤,则催乳素不升高。

(2)抑制试验常用左旋多巴试验和溴隐亭试验。①左旋多巴试验:左旋多巴 500 mg 口服,2～3 h 催乳素明显下降至<0.18 nmol/L。左旋多巴系多巴胺的前体物质,通过多巴胺作用使催乳素明显下降,垂体瘤时催乳素无波动。②溴隐亭试验:溴隐亭 2.5～5 mg 口服,过2～4 h,催乳素降低 50％以上,持续 20～30 h,患高催乳素血症和垂体微腺瘤时,服药后催乳素明显降低。

3.大分子催乳素筛查

可用催乳素层析、聚乙二醇免疫沉淀、凝胶过滤层析等方法,有助于排除大分子催乳素异构体导致的高催乳素血症。

4.生殖内分泌激素

测定于月经第 3 天,在检查催乳素同时查血清中生殖激素卵泡生成激素(FSH)、黄体生成激素(LH)、雌二醇(E_2)、睾酮(T)、黄体酮(P),以了解卵巢功能。正常血清 FSH 值为3～10 U/L,如果 FSH 值超过 11 U/L 时,提示卵巢储备能力低下。

FSH 值超过 25 U/L 时,提示卵巢功能早衰,雌激素水平正常或偏低;有时伴有 LH 和FSH 低下或 E_2 低下可能和闭经-溢乳综合征有关。如果 T 水平升高或 LH/FSH 的比值异常,则有助于多囊卵巢综合征诊断。如果 T 水平升高,注意结合超声检查,排除卵巢男性化肿瘤、睾丸女性化肿瘤。

5.垂体、甲状腺、肾上腺等相关内分泌功能检查

促甲状腺素释放激素、促甲状腺激素和催乳素升高,提示原发性甲状腺功能减退;肾上腺功能低下时,催乳素也可升高;血生长激素、促肾上腺皮质激素测定,可提示生长激素腺瘤和促肾上腺皮质激素腺瘤等。

6.其他

选择妊娠试验除外怀孕等。

(二)影像学检查

有助于明确垂体及鞍区占位性病变,主要方法为头颅/蝶鞍的影像学检查(MRI 或 CT)。一般建议对于催乳素>4.55 nmol/L 且无明确病因者应完善上述检查;如果血清催乳素水平持续升高>9.1 nmol/L,则垂体催乳素瘤可能性大。动态增强的垂体及鞍区 MRI 具有分辨率高、多方位成像、无放射线损伤、可多次重复进行的优点,能确诊 3 mm 以上甚至更小的微小腺瘤;对于较大病灶、病变区域钙化和骨质结构的改变较 MRI 更敏感,有助于与颅咽管瘤相鉴别及手术入路的选择。

(三)神经眼科学检查

对疑为鞍区肿瘤(如垂体瘤、颅咽管瘤等引起者)特别是较大病变者,应重点查视力、视野和眼底情况,评估肿瘤的大小和扩展方向,了解视神经、视交叉受影响程度。而对于 1 cm 以内的垂体微腺瘤一般无须进行视野检查。

四、诊断

对高催乳素血症患者的病因诊断,应区分功能性和器质性肿瘤。临床医师应通过仔细的病史采集、体格检查和激素水平测定与影像学检查,排除生理性、药物性因素,明确高催乳素水平的来源和是否存在病理性原因并给予相应的治疗。

（一）病史采集

对可疑患者详细询问病史，特别是针对性地从高催乳素血症的生理性、病理性和药理性这三方面了解患者可能的相关病史。详细询问有无月经稀发、闭经和黄体功能不全等，了解泌乳发生的时间、月经史、分娩和哺乳史、手术史和既往病史；询问有无服用抗精神病药物、镇静药、止吐剂、胃动力药、抗高血压药或避孕药史；有无甲状腺、肾、胸壁等疾病。激素测定采血时有无应激状态，如缺氧锻炼、运动、性交、麻醉、疼痛、低血糖、手术、乳头刺激、精神情绪波动或盆腔检查等。

（二）查体

挤压乳房了解泌乳情况，全身检查要注意视力、视野改变，有无多毛、肥胖、高血压、胸壁病变等。

五、治疗

针对病因不同，治疗目的不同，合理选择药物和手术方式等。

（一）病因治疗

若病因是由原发性甲状腺功能减退引起的 HPRL，可用甲状腺素替代疗法。由药物引起者，停药后一般短期 PRL 可自然恢复正常，如停药后半年 PRL 仍未恢复，再采用药物治疗。

（二）药物治疗

1.溴隐亭

溴隐亭是治疗 HPRL 血症的首选药物。它是麦角生物碱的衍生物，多巴胺受体激动剂，直接作用于下丘脑和垂体，抑制 PRL 合成与分泌，且抑制垂体瘤的生长使肿瘤缩小或消失。用药方法较多，一般先每日 2.5 mg，经 5～7 d，若无不良反应，可增加到 5～7.5 mg/d（分 2～3 次服），根据 PRL 水平增加剂量，连续治疗 3～6 个月或更长时间。一般治疗 4 周左右，血 PRL 降到正常。2～14 周溢乳停止，月经恢复。治疗期间一旦妊娠，即应停药。

不良反应：治疗初期有恶心、头痛、眩晕、腹痛、便秘、腹泻，有时尚可出现直立性低血压等。一般症状不重，在 1～2 周自行消失。

2.溢乳停

20 世纪 80 年代新开发的拟多巴胺药物，其药理作用和临床疗效与溴隐亭相似，但剂量小，不良反应少，作用时间长。

用法：每日 25～50 μg，1 周后无不良反应加量，根据 PRL 水平增加剂量，直至 PRL 水平降至正常。

3.左旋多巴

左旋多巴在体内转化为多巴胺作用于下丘脑，抑制 PRL 分泌，但作用时间短，需长期服药。剂量为每日 0.5 mg，3 次/天，连续半年。大部分患者用药后 1 个月恢复月经，1.5～2 个月溢乳消失。该药对垂体瘤无效。

4.维生素 B_6 可抑制泌乳

其作用机制可能是作为多巴脱羧酶的辅酶，增加下丘脑内多巴向多巴胺转化，刺激 PIF 作用，而抑制 PRL 分泌。用法为每日 200～600 mg，可长期应用。

5.其他药物

长效溴隐亭，注射剂每次 50 mg，每日肌内注射 1 次，最大剂量可达 100 mg。CV

205～562(苯并喹啉衍生物)是一种新的长效非麦角类多巴胺激动剂,作用时间长达 24 h。剂量为每日 0.06～0.075 mg。

(三)促排卵治疗

对 HPRL 患者中无排卵和不孕者,单纯用以上药物不能恢复排卵和妊娠。因此除用溴隐亭治疗外,应配伍促排卵药物的治疗,具体方法有以下 3 种方式。

(1)溴隐亭-CC-hCG。

(2)溴隐亭-HMG-hCG。

(3)GnRH 脉冲疗法-溴隐亭。综合治疗,除缩短治疗的周期并可提高排卵率和妊娠率。

(四)手术治疗

对垂体瘤患者手术切除效果良好,对微腺瘤治疗率可达 85%。目前经蝶鞍显微手术切除垂体瘤安全、方便、易行,损伤正常组织少,多恢复排卵性月经。但对较大垂体瘤,因垂体肿瘤没有包膜,与正常组织界限不清,不易切除彻底,故遗留 HPRL 血症,多伴有垂体功能不全症状。因此有人建议对较大肿瘤术前选用溴隐亭治疗,待肿瘤缩小再手术,可提高手术疗效。如果术后肿瘤切除不完全,症状未完全消除,服用溴隐亭等药物仍可获得疗效,术后出现部分垂体功能不全、PRL 仍高者,可用 HMG/hCG 联合治疗,加用溴隐亭等药物;若有其他内分泌腺功能不全现象,可根据检查结果补充甲状腺素、泼尼松等。

(五)放射治疗

放射治疗适用于肿瘤已扩展到蝶鞍外或手术未能切除干净术后持续 PRL 高水平者。

(六)综合疗法

综合疗法适用于对那些 HPRL 合并有垂体瘤单纯手术或单纯放疗疗效均不满意的患者。1988 年 Chun 报告垂体瘤单纯手术、放疗、手术后加放疗,肿瘤的控制率分别为 85%、50%、93%,而平均复发时间为 3 年、4 年、4.5 年。因此,有人主张对有浸润性 PRL 大腺瘤先用溴隐亭治疗使肿瘤缩小再手术,术后加放疗,可提高肿瘤的治愈率。

对溢乳闭经综合征患者,不论采用何种疗法,均应定期随访检查,包括 PRL 测定和蝶鞍 X 线复查。

第三节 子宫内膜异位症

子宫内膜异位症是指具有生长功能的子宫内膜组织在子宫腔以外的身体其他部位出现、生长、浸润、反复出血,或者引发疼痛、不孕及结节包块等。异位内膜可以侵袭全身任何部位,但绝大多数位于盆腔内,其中以卵巢、直肠子宫陷凹及宫骶韧带等部位最常见,其次为乙状结肠、脏腹膜、直肠阴道隔等。另外,腹壁瘢痕、输尿管、肺、胸膜、乳腺、淋巴结甚至中枢神经系统也可发生,但较罕见。

一、病因病理

子宫内膜异位症的发病机制尚未完全阐明,目前有下列学说。

1. 子宫内膜种植学说

1921 年,Sampason 提出子宫内膜可随经血逆流,经输卵管进入腹腔,种植于卵巢及邻近盆腔腹膜,并在该处生长蔓延。Scott 等于 1953 年成功将经血中的子宫内膜移植在猕猴腹腔,证明子宫内膜组织具有异位生长能力。

临床上,手术时将子宫内膜带至切口处,可在该处形成子宫内膜异位症。种植学说已得到公认,但无法解释盆腔外的子宫内膜异位症是如何发生的。

2. 淋巴与静脉播散学说

不少学者通过电镜检查,发现子宫内膜组织存在于盆腔淋巴管及淋巴结中,由此提出子宫内膜组织可通过淋巴或静脉播散到远离盆腔的部位,如肺、胸膜、四肢皮肤等。动物实验证明,内膜组织注射到动物的静脉内,可导致远处的种植,证明远处的子宫内膜异位症可能是通过这样的途径引起的。

3. 体腔上皮化生学说

卵巢表面上皮、盆腔腹膜、直肠阴道隔等都是由体腔上皮分化而来,具有高度分化潜能。Mayer 从而提出,上述由体腔上皮分化而来的组织,在反复受到经血、慢性炎症或持续卵巢激素刺激后,均可被激活而衍化为子宫内膜样组织,从而形成子宫内膜异位症。但是,该学说尚无充分临床或实验依据。

4. 免疫学说

虽然多数妇女都有经血逆流现象,但只有少数发生子宫内膜异位症,因而目前认为该病的发生可能为免疫抑制与免疫促进失衡有关。近年来研究表明,免疫机制在子宫内膜异位症的发生、发展各环节中起重要作用。免疫异常对异位内膜的种植、黏附、增生具有直接或间接作用。在疾病发展早期,机体表现为积极的免疫反应,此时 NK 细胞、巨噬细胞、Th 细胞数目增加,IL-2 浓度升高,活化淋巴细胞,使细胞毒性作用增强,启动多种免疫功能清除异位内膜残片;但内膜组织释放有害的因子(如免疫抑制因子)与免疫系统相互作用的消长过程中,诱发免疫系统释放一系列反馈因子,抑制免疫活性细胞对异位内膜的清除,并使免疫系统逆转为免疫促进现象,即由免疫细胞释放一系列活性因子,促进异位内膜转移、定位、生长。该病的临床特点及自身抗体可能为单克隆激活模式,表明它具有自身免疫性疾病的特征。

5. 内分泌学说

有文献表明,前列腺素(prostaglandin,PG)含量显著高于正常内膜和卵巢组织,PG 会直接作用于下丘脑、垂体,影响下丘脑促性腺激素释放及卵巢激素的合成引起内分泌障碍,并通过子宫肌层和血管收缩引起痛经。

子宫内膜异位症患者常伴有排卵功能障碍,可能是腹腔液中的前列腺素含量升高影响卵泡的生长和排卵。此外,甾体激素的异常也会影响异位病灶生长。例如,卵泡黄素化未破裂(LUF)为一种无排卵的特殊类型,患者腹腔液中的雌二醇(E_2)及黄体酮(P)显著低于有排卵者,而黄体酮对有活性的异位内膜有抑制生长作用,LUF 患者腹腔液的黄体酮水平低,失去了对子宫内膜细胞的抑制,有利于子宫内膜细胞的种植。同时,由于异位内膜 E_2 合成增加而分解下降,异位内膜生长活跃,内异灶易形成。

6. 遗传学说

Sampson 等的研究发现,子宫内膜异位症患者的一级亲属发病率明显高于无子宫内膜异位症者,提示该病存在遗传学基础。1998 年,Tanaka 报道子宫内膜异位症患者的子宫存在遗传基因或基因调控机制的缺陷。

二、临床表现

（一）症状

1.痛经

痛经是子宫内膜异位症最具特征的症状,且呈继发性、渐进性,甚者疼痛难忍,或伴有呕吐汗出,以至晕厥。子宫内膜异位症患者疼痛程度差异很大,与其病变部位有关,如卵巢内的内膜异位囊肿,即使体积较大,但因卵巢皮质无感觉神经,亦可无痛经症状。

2.性交痛

子宫内膜异位病灶常散在直肠子宫陷凹、子宫骶骨韧带处,性交时可出现疼痛不适,并在经前和经期有肛门坠胀感。

3.月经紊乱

表现为经量增多或延长,少数为经前点滴出血。可能与卵巢无排卵、黄体功能不足有关。

4.不孕

子宫内膜异位症患者的不孕率达40%左右,可能与盆腔器官和组织广泛粘连、输卵管僵硬、蠕动减弱,甚至伞端闭锁,影响卵子摄取及精子、受精卵的输送有关。

另外,如并发未破裂卵泡黄素化综合征或黄体功能不足,或自身免疫反应,亦可影响受精及着床。

5.其他

与异位病灶的部位有关,如病灶位于盆底、直肠子宫陷凹时,常累及直肠及乙状结肠,出现排便痛、腹泻或便秘,甚至有周期性少量便血;泌尿系统的子宫内膜异位症,常表现为经期尿频、尿急、尿痛并可有血尿;腹壁子宫内膜异位症,可见经期腹壁瘢痕疼痛,并可在瘢痕深处扪及触痛包块,经后疼痛减缓,包块可逐渐增大,腹痛加剧;肺部子宫内膜异位症,可在经期发生胸痛和气胸,出现咯血、呼吸困难。

（二）体征

子宫多后倾、固定,子宫后壁下段、子宫骶骨韧带、直肠子宫陷凹处可扪及触痛结节,质硬,一侧或双侧附件可扪及囊性偏实包块,常与子宫相连,有压痛。若病变累及直肠阴道隔,可在阴道后穹隆处扪及甚至看到隆起的紫蓝色斑点、小结节或包块。

三、辅助检查

1.腹腔镜检查

腹腔镜是诊断的金标准,镜下表现多样,可有直肠子宫陷凹散在紫褐色出血点、色素沉着或结节,盆腔腹膜充血、白色斑块、棕黄色斑块、水泡样病变、出血病灶、火焰状红色灶,紫色或褐色病灶囊肿形成和盆腔广泛粘连等。腹腔镜检查可同时对可疑病变组织取活检,进行病理学检查,但对于一些微小病灶及隐蔽病灶,仍难以发现。

2.血清CA125

子宫内膜异位症患者月经期血清CA125水平较高,以月经期CA125>35 kU/mL作为诊断标准,但CA125的特异性不高,在大多数卵巢上皮癌中血清CA125升高。另外,盆腔炎症也可见CA125的升高。

3. 抗子宫内膜抗体(EMAb)

抗子宫内膜抗体(endo metrial antibody,EMAb)为子宫内膜异位症的标志抗体,对诊断子宫内膜异位症有一定价值。可与 CA125 联合测定,提高诊断的特异性。

4. 超声检查

超声检查可见卵巢囊性包块,内见致密光点回声。

四、鉴别诊断

(一)卵巢恶性肿瘤

卵巢恶性肿瘤可在子宫旁出现较固定的包块,盆腔内可有散在的转移结节。但恶性肿瘤患者往往一般情况较差,疼痛呈持续性,与月经周期无关。超声显示肿瘤包块多为实性或混合性,形态多不规则,常伴有腹腔积液,病情发展迅速。

(二)盆腔炎性包块

有盆腔感染病史,疼痛不仅限于月经期,抗感染治疗有效。

(三)子宫腺肌病

痛经更剧烈,子宫多增大饱满,且质地较硬,超声检查子宫饱满呈球状。

五、治疗

1. 药物治疗

(1)短效避孕药:避孕药为高效孕激素和小量炔雌醇的复合片,连续周期服用,可使子宫内膜和异位内膜萎缩,痛经缓解,经量减少,并可避免因经血及脱落的子宫内膜经输卵管逆流及种植腹腔的可能。适用于暂无生育要求的轻度子宫内膜异位症患者。

(2)高效孕激素疗法:口服安宫黄体酮 20～30 mg/d,分 2～3 次口服,连服 6 个月,可引起内膜组织蜕膜样改变,最终导致萎缩,同时可负反馈抑制下丘脑-垂体-卵巢轴。适用于痛经较明显而病变较轻微,暂无生育要求者。

(3)假绝经疗法:达那唑 600～800 mg/d,分 2～3 次口服,连服 6 个月,可抑制垂体促性腺激素的分泌而抑制卵巢功能,直接抑制卵巢甾体类激素合成,并能与子宫内膜雌、孕激素受体结合,增加体内雌二醇与孕酮的清除率,造成低雌、孕激素环境,促使子宫内膜萎缩。与生理性绝经不同,其垂体 FSH 和 LH 呈低值而非高值,故称假绝经疗法。停药 4～6 周,卵巢功能迅速恢复并出现排卵。适用于轻度或中度子宫内膜异位症且痛经明显或要求生育的患者,可待月经恢复正常 2 次后考虑受孕,此时内膜比较健全,可提高受孕率。其不良反应有体质量增加、水肿、乳房缩小、痤疮、皮脂增加、多毛、声音改变、头痛、潮热、性欲减退、肌痛性痉挛等,但发生率低,症状不严重,患者多能耐受,可有轻至中度肝功能损害,用药期间肝转氨酶明显升高时应停药,停药后可迅速恢复正常。

(4)孕三烯酮:每次 2.5 mg,每周 2～3 次,于月经周期的第 1 周开始服用,连服 6 个月。其为一种抗孕激素的甾体激素,作用机理为减少雌孕激素受体浓度、降低血中雌激素水平、降低性激素结合蛋白水平。不良反应类似达那唑,但少而轻,对肝功能影响较小,生育力的恢复与达那唑相仿。

(5)GnRH-α:为人工合成的十肽类化合物,其活性较天然 GnRH 高数十倍甚至百倍,能竞争性与 GnRH 受体结合,长期连续应用,垂体 GnRH 受体被耗尽,使垂体不能对 GnRH 发生反应,而对垂体产生降调作用,即垂体分泌的促性腺激素减少,而致卵巢分泌的激素显著下降,出现暂时性绝经,称为"药物性卵巢切除"。有鼻腔吸入和皮下注射剂两种,效果以皮下注射剂为好,目前常用的为亮丙瑞林缓释剂或戈舍瑞林缓释剂。用法为月经第一天皮下注射亮丙瑞林 3.75 mg 或戈舍瑞林 3.6 mg,以后每隔 28 天再注射一次,共 3～6 次。不良反应仍为由低雌激素血症引起的各种症状,但无达那唑引起的体质量增加、痤疮、转氨酶升高等不良反应。

2.手术治疗

(1)保留生育功能的手术(保守手术):适用于要求保留生育功能者,手术包括盆腔病灶切除、分离粘连、保留子宫、卵巢(部分、一侧或双侧),同时注意暴露卵巢、输卵管伞端,如有闭塞予以复通,且应避免造成过多的创面,避免术后粘连,可选择腹腔镜或剖腹探查。

(2)保留卵巢功能的手术(半保守手术):适用于较年轻(45 岁以下)但无生育要求的重症患者。切除子宫及盆腔内其他病症,保留至少一侧或部分正常卵巢组织以维持其内分泌功能。术后复发率约为 5%。

(3)根治性手术:适用于不需保留生育功能或近绝经期的重症患者。切除子宫、双侧附件及盆腔内所有异位病灶。

第四节　子宫腺肌病

子宫腺肌病是指具有生长功能的子宫内膜侵入和扩散至子宫肌层引起的一种良性病变。多发生于 30～50 岁的经产妇,约半数患者合并子宫肌瘤,约 15% 的患者合并盆腔子宫内膜异位症。

一、病因病理

1.病因

多次妊娠和分娩时子宫壁的损伤和慢性子宫内膜炎可能是导致该病的主要原因。另外,过量雌激素的刺激可促进内膜向肌层生长,催乳素可干扰性腺激素平衡,影响性腺激素受体浓度,使子宫对雌孕激素反应异常,从而促使子宫腺肌病发生。

2.病理

病理分为弥漫性和局限性两种。弥漫性常见,子宫多呈均匀性增大,一般不超过 12 周妊娠子宫大小,且多累及后壁,故后壁常较前壁厚。剖开子宫时,可见肌壁增厚而硬,无规则的漩涡状结构,可见粗厚的肌纤维带和微型囊腔,腔隙中偶可见陈旧血液。异位内膜在子宫肌层也局限性生长,形成子宫腺肌瘤,其周围无假包膜存在,故难以剥出,对孕激素不敏感,腺体常处于增生期,局部区域偶有分泌期改变。

二、临床表现

(一)症状

经量增多、经期延长及逐年加剧的进行性痛经,不孕。

（二）体征

检查时子宫呈均匀性增大或有局限性结节隆起,质硬而有压痛,经期压痛明显。

三、辅助检查

超声检查见子宫均匀增大呈球形,后壁常增厚,肌层可见种植内膜所引起的不规则增强回声。

四、鉴别诊断

应与子宫肌瘤、子宫内膜异位症鉴别。子宫肌瘤与子宫腺肌瘤:超声检查时子宫肌瘤为实性光团,且边缘清晰,而子宫腺肌瘤光团,边缘模糊。

五、治疗

1. 非手术治疗

对年轻有生育要求或近绝经期者,可用达那唑、内美通、孕三烯酮或 GnRH-α 治疗,用法及注意事项同子宫内膜异位症。另外,用释放左旋 18-甲基炔诺酮的宫内节育器(LNG-IUS,曼月乐)对月经过多及轻中度痛经效果较好,但对重度痛经效果不尽如人意。高效孕激素疗法对该病无效。

2. 手术治疗

(1)子宫切除术:对症状严重者,可行全子宫或次全子宫切除术。卵巢去留视年龄及卵巢有无病变而定。

(2)子宫内膜去除术:近年来,有报道在宫腔镜下行子宫内膜去除术治疗子宫腺肌病,术后患者月经明显减少,痛经好转或消失,可对月经过多的轻度子宫腺肌病患者试行,但对肌层浸润较严重的重度子宫腺肌病患者,有术后子宫大出血,急诊子宫切除的报道。

(3)介入治疗:近年来有经导管动脉栓塞术(TAE)治疗子宫腺肌病的报道,对月经过多的患者尤为适用,方法以 Seldinger's 技术完成双子宫动脉或双髂内动脉选择插管,造影证实后,用携带有抗生素的新鲜明胶海绵颗粒(直径 1～3 mm)进行栓塞,术后观察月经量、痛经程度及子宫体积变化,报道提示 TAE 治疗子宫腺肌病的近期疗效显著,但远期疗效尚需观察,且对生育能力的影响尚不清楚。

第五节　闭　经

闭经是妇科疾病中最常见的症状之一,而非疾病的诊断。通常可分为原发性和继发性两种。原发性闭经是指女子年龄超过 16 岁且第二性征已经发育,或年龄超过 14 岁但第二性征未发育,无月经来潮;继发性闭经是指以往曾建立正常月经,但此后因非生理性原因(妊娠、绝经)而停经 6 个月,或按自身月经周期计算停经 3 个周期。闭经病因复杂,可因解剖学缺陷、卵巢轴调控机制失调、卵巢功能异常或下丘脑-垂体-卵巢轴控制机制失调等导致。还受到精神、环境因素和全身性疾患的影响。

一、病因病理

1.下丘脑性闭经

下丘脑性闭经是最常见的一类闭经,下丘脑功能失调可影响垂体功能,进而影响卵巢引起闭经。

(1)功能性下丘脑性闭经可因精神应激、体质量下降和营养缺乏、过度运动、药物等引起的下丘脑分泌 GnRH 功能失调或抑制,而引起闭经。

(2)下丘脑器质性疾病引起的闭经可因无嗅觉综合征、颅咽管瘤等引起。

2.垂体性闭经

因垂体病变使促性腺激素分泌降低而引起的闭经,有先天性和获得性两大类。

(1)原发性垂体促性腺激素缺乏症。

(2)继发性垂体损害如产后大出血、垂体肿瘤(如催乳素腺瘤、促性腺激素腺瘤、促甲状腺激素腺瘤、生长激素腺瘤、无功能的垂体腺瘤等)、颅咽管瘤及空蝶鞍综合征等,致使腺垂体缺血坏死,垂体功能减退。

3.卵巢性闭经

卵巢先天性发育不全,或本身功能衰退或继发性疾病等引起的闭经。

(1)性腺先天性发育不全或缺如,如特纳综合征(45,XO 及其嵌合型),XX 性腺发育不全、XY 性腺发育不全等。

(2)卵巢功能早衰与卵巢不敏感综合征。

(3)卵巢炎症与损伤(手术、放疗或化疗等)。

(4)卵巢功能性肿瘤如产生雄激素的睾丸母细胞瘤、卵巢门细胞瘤等。

(5)多囊卵巢综合征。

4.子宫性闭经

因先天性无子宫或始基子宫、残角子宫,或获得性子宫内膜破坏(如子宫内膜炎、子宫内膜切除或子宫腔内放射治疗),或宫腔病变(如宫颈-宫腔粘连综合征)所致闭经。

5.下生殖道性闭经

它是指由于先天性发育异常而致经血不能流出产生的闭经,如处女膜闭锁、阴道闭锁、先天性无阴道等。

6.其他内分泌疾病引起的闭经

如甲状腺、肾上腺、胰腺等功能紊乱可通过影响性腺内分泌功能而引起的闭经。

二、辅助检查

(一)询问病史

询问闭经时间、有无诱因,伴随症状,做过什么检查及结果,药物治疗剂量用法及疗效。了解自幼生长发育过程,有无先天性缺陷或其他疾病。详细询问月经史,包括初潮年龄、第二性征、发育情况、月经周期、经期、经量等。已婚妇女需注意其生育史及产后并发症。还应询问其家族史有无类似患者,父母是否近亲结婚。

(二)体格检查

测量身高、体质量,检查全身发育状况,有无畸形;有无特殊面貌、四肢与躯干比例;观察精神状况、智力发育、营养和健康状况。第二性征如毛发分布、乳房发育、有无乳汁分泌、有无喉结。妇科检查应注意内外生殖器的发育,有无先天缺陷、畸形,腹股沟区有无肿块。

(三)辅助诊断方法

1.药物撤退试验

(1)孕激素试验:方法为肌内注射黄体酮 20 mg/d,连续 3～5 d;或安宫黄体酮10 mg/d,连续 5 d,停药后 3～7 d 有阴道流血者为阳性,提示下生殖道通畅,内膜已受一定水平的雌激素影响,为Ⅰ度闭经。

无阴道流血者为阴性,在排除妊娠后,提示下生殖器不正常或子宫内膜异常或体内雌激素水平低落。

(2)雌孕激素序贯试验:适用于孕激素试验阴性的闭经患者。方法为口服己烯雌酚 1 mg/d,或用炔雌醇1.25～2.5 mg/d,连续 20 d,最后 3～5 d,继以肌内注射黄体酮 20 mg/d,或最后 10 d 给安宫黄体酮 10 mg/d,停药后 3～7 d 有阴道流血者为阳性,提示子宫内膜反应正常,为Ⅱ度闭经。若无阴道流血者为阴性,提示子宫或其内膜不正常,为子宫性闭经。

2.内分泌检查

(1)卵巢功能检查。①靶器官反应检查:包括基础体温测定、宫颈黏液评分、阴道脱落细胞检查、子宫内膜活检或诊断性刮宫。②血甾体激素测定:做雌二醇、黄体酮及睾酮测定。取样前应肯定至少 1 个月内未用过激素药物,根据检查的目的选择取血时间,结果的解释须结合临床。③卵巢兴奋试验:又称尿促性素(HMG)刺激试验。用 HMG 75 U～150 U/d 肌内注射,连用 4 d,自开始注射第 6 天起,用上述方法了解卵巢能否产生雌激素。若卵巢对垂体激素无反应,提示病变在卵巢;若卵巢有反应,则病变在垂体或垂体以上。

(2)垂体功能检查。①血 PRL、FSH、LH 测定:多用放射免疫法。PRL 正常值为 0～20 μg/L,PRL>25 μg/L 时称高催乳素血症。PRL 升高时应进一步做头颈 X 线片或 CT 检查,排除垂体肿瘤,月经周期中 FSH 正常值为 5～20 U/L,LH 为 5～25 U/L。若 FSH>40 U/L,提示卵巢功能衰竭;若 LH>25 U/L,则高度怀疑为多囊卵巢;若 FSH、LH 均<5 U/L,则提示垂体功能减退,病变可能在垂体或下丘脑。②GnRH 兴奋试验:用以了解垂体功能减退起因于垂体或下丘脑。将 GnRH 100 μg/L 于 5 mL 生理盐水静脉推注,在注入前与注入后 25 min、45 min、90 min、180 min 分别取血以放射免疫法测定 LH、FSH,若 25 min 时 LH 值较基础上升 3～5 倍,FSH 值在 45 min 时上升 2～5 倍,为正常反应,提示垂体功能正常。若 LH 值上升倍数<3,FSH 反应倍数<2 或无反应,提示垂体功能低下。若 LH 较基础值明显升高,FSH 升高不明显,伴有 LH/FSH 比值>3 时,提示多囊卵巢综合征。③其他垂体激素:如生长激素的测定及功能试验,适用于闭经者身材矮小,或疑肢端肥大症,垂体无功能细胞瘤。

3.影像学检查

(1)B 超:可观察盆腔有无肿块,子宫形态大小及内膜厚度,卵巢大小、卵泡数目,有无肿块、腹腔积液,动态监测卵泡发育及排卵情况。

(2)子宫输卵管造影:了解宫腔形态大小及输卵管情况,用以诊断生殖系统发育不良、畸形、结核及宫腔粘连等病变。

(3)电子计算机断层扫描(CT)或磁共振成像(MRI):用于盆腔及头部蝶鞍区检查,有助于分析盆腔肿块的性质,诊断空泡蝶鞍、垂体微小腺瘤等。

4.宫腔镜检查

本检查有助于明确子宫性闭经的病变性质,如了解宫腔粘连的部位、范围、估计粘连的组织学类型及月经恢复的可能性。

5.腹腔镜检查

本检查可直视下观察卵巢的外观,做卵巢活检可确定有无卵泡及确认卵巢,还可观察子宫的形态、卵巢肿块、输卵管及盆腔腹膜的病变。

6.染色体检查

原发闭经患者应常规检查外周血染色体,对鉴别先天性卵巢发育不全的病因、性腺畸形的病因,及指导临床处理皆有意义。

三、治疗

(一)全身治疗

女性生殖器官是整体的一部分,闭经的发生与神经内分泌的调控有关。若闭经是由于潜在的疾病或营养缺乏引起,应积极治疗全身性疾病,提高机体体质,供给足够的营养,保持标准体质量。若闭经受应激或精神因素影响,则应耐心地给予心理治疗,消除精神紧张和焦虑。

(二)病因治疗

若闭经是由器质性病变引起,应针对病因治疗。先天性畸形,如处女膜闭锁、阴道横隔或阴道闭锁等,均可手术切开或成形术,使经血畅流。诊断为结核性子宫内膜炎者,应积极抗结核治疗。卵巢或垂体肿瘤患者诊断明确后,应根据肿瘤的部位、大小和性质制订治疗方案。

(三)激素治疗

先确定患者为正常、高或低促性腺激素性闭经,据此给予不同的治疗方案。

1.正常促性腺激素性闭经

(1)Asherman 综合征的治疗:宫腔镜下分离粘连,插入小儿导尿管持续 7 d,保持通畅。

(2)大剂量雌激素和孕激素序贯治疗:即妊马雌酮 2.5 mg/d,共用 21 d;甲羟孕酮 10 mg/d,共用 7 d(最后 7 d)。共用 6 个月,以重建子宫内膜。

2.高促性腺激素性闭经

(1)雌激素替代治疗:适用于无子宫者。妊马雌酮 0.625～1.25 mg/d(自小剂量开始),连服 21 d。

(2)雌孕激素序贯治疗:妊马雌酮 0.625 mg/d,自出血第 5 天起,连服 20～22 d;后 10～12 d 配伍甲羟孕酮 6～10 mg/d。

以上两种疗法的目的是:①促进第二性征发育,缓解低雌激素症状;②负反馈,抑制 FSH、LH,停药后月经或能恢复,也可作为试用促排卵药的准备治疗;③防止骨质疏松及心血管疾病。

3.低促性腺激素性闭经

1)无生育要求病例:采用周期性孕激素疗法,即甲羟孕酮 10 mg/d,连续口服 12 d,每 8 周 1 次。

2)要求生育病例:以下各种促排卵药物可单用或联合应用。治疗期间加强监测,警惕可能并发卵巢过度刺激综合征。

(1)氯米芬(CC):50～100 mg/d,口服,连续 5 d,自撤药性出血第 5 天开始。用药从小剂量开始;若无效,下一周期可逐步加量。

(2)尿促性腺激素(HMG):自撤药出血第 5 天起,每日肌内注射 HMG 1 支,连续 7 d;无反应时加至每日 2 支,至宫颈黏液评分≥8 分,B 型超声测定卵泡直径≥18 mm,停用 HMG,加用 hCG10kU 肌内注射,以诱发排卵。

(3)促性腺激素释放激素激动剂(GnRH-a):于撤药性出血第 5 天开始,每日皮下注射 GnRHa 50~100 μg,连续 7~10 d;待卵泡不成熟时改为每日 2 次,共 2 d。也可加用 hCG 诱发排卵。

(4)溴隐亭:适用于高催乳素血症伴正常垂体或垂体微腺瘤者。根据血 PRL 水平,每日口服溴隐亭 2.5~7.5 mg,从小剂量开始。

(5)甲状腺片:适用于甲状腺功能减退引起的闭经。用法为 30~40 mg,口服,每日 1~3 次,连续服用,根据患者症状及基础代谢率调整剂量。

(6)肾上腺皮质激素:适用于先天性肾上腺皮质功能亢进所致闭经,一般用泼尼松或地塞米松。

(四)手术治疗

针对各种器质性病因,采用相应的手术治疗。

1. 生殖器畸形

如处女膜闭锁、阴道闭锁及阴道横隔,可做切开或成形术。

2. Ashenman 综合征

多采用宫腔镜下直视分离粘连,后加用大剂量雌激素和放置宫腔内节育环的治疗方法。

3. 肿瘤

卵巢肿瘤一经确诊,应予手术治疗;中枢神经系统肿瘤应根据肿瘤部位、大小及性质制订治疗方案。

第六节　黄体功能不全

黄体功能不足(LPD)是指排卵后卵泡形成的黄体,其合成和分泌孕激素不足,从而影响孕卵着床或导致早期流产。黄体功能不足在不孕症中占 3%~22%。

一、病因病理

1. 卵泡期失调

卵泡发育过程中,某些内分泌功能的失调可导致以后的黄体功能不足。如排卵期 FSH 和 LH 峰分泌失常或 FSH/LH 降低,也是导致黄体功能不足的因素。

2. 黄体期功能失调

黄体的形成和黄体合成、分泌孕酮的功能和排卵前的 LH 峰及黄体期的 LH 持续分泌有关。早、中期黄体期孕酮分泌不足,主要影响子宫内膜腺体;晚期黄体期孕酮分泌不足,主要影响子宫内膜的间质。

3.子宫内膜因素

因子宫内膜的性激素受体缺陷,可致孕激素在子宫内膜中不能起相应的生物效应。

二、临床表现

1.黄体期缩短

正常黄体寿命 14±2 d,如黄体过早退化,黄体期<10 d,可引起月经频发、周期缩短、经前出血、经期延长、月经过多、不孕或早孕期复发性流产。

2.黄体萎缩不全

育龄期妇女黄体完全退化时间为 3~5 d;如果退化时间>7 d,可引起子宫内膜不规则性脱落,表现为经前期出血、经期延长、月经过多、淋漓不净。

3.排卵期出血

排卵期出血是指月经中期出血,可伴有排卵痛。排卵期出血量较少,一般为 1~2 d,伴有轻微下腹痛。个别患者出血较多,呈淋漓状持续到月经来潮,形成假性频发月经。

三、辅助检查

目前并无明确诊断标准,主要表现为月经周期缩短,有时虽然月经周期在正常范围内,但卵泡期延长、黄体期缩短,患者常伴不孕或早期流产史。妇科检查无异常,基础体温呈双相型,但上升期短,可能为 9~10 d。子宫内膜呈分泌不良反应。

(一)基础体温(BBT)测定

BBT 为双相,高温相≤10 d,体温上升<0.3 ℃,BBT 曲线呈阶梯形缓缓上升或不稳定。

(二)黄体中期血 P 测定

黄体中期血 P 浓度是判定 LPD 的重要可靠指标。但由于黄体中期血 P 呈脉冲式分泌,24 h 内波动范围极大,其血 P 峰值出现的时间及脉冲的大小个体差异极大。为准确判断黄体功能,在排卵后第 4 天、第 6 天、第 8 天动态观察血 P 浓度。3 次 P 的平均值>15.9 nmol/L 提示有排卵,<31.8 nmol/L 为 LPD,>31.8 nmol/L 黄体功能尚可,>47.7 nmol/L 黄体功能良好。

(三)子宫内膜活检

子宫内膜活检是诊断黄体功能不全的最经典、最可靠的方法,也是诊断黄体功能不全的金标准。因为黄体晚期子宫内膜受血 P 影响最大,因此子宫内膜活检选择在月经前 2~3 d 诊刮,如果子宫内膜的组织学发展相对于月经周期落后 2 d 以上,可诊断为黄体功能不全。如果以月经来潮作为计算排卵的方法,大部分子宫内膜活检的结果提示子宫内膜发育迟缓。如果以超声和测定 LH 峰的方法确定排卵日期,则几乎很少有活检结果提示子宫内膜发育异常。故诊断性刮宫的最佳时间应以超声和 LH 峰的检测来确定。常见的子宫内膜病理报告为分泌化不良型,提示孕酮分泌不足。

病理报告为不规则脱落型子宫内膜,即退化分泌期子宫内膜和新增生性子宫内膜同时存在者,提示黄体萎缩不全。

由于诊断性刮宫是一种创伤性手术,并且同一患者、同一子宫内膜组织标本,不同病理学家的诊断差异率可达 20%~40%,因此,目前子宫内膜病理检查不再作为诊断黄体功能不全的常规方法。

(四)超声检查

可以从形态学上了解卵泡发育、排卵、子宫内膜和黄体形成情况，并排除 LUFS。

四、治疗

治疗原则是控制异常子宫出血，调节月经，促进排卵和补充黄体。

(一)止血治疗

生育期妇女出现异常子宫出血首先应该排除妊娠合并流产或血液系统疾病，做尿 hCG 或血 β-hCG 检查、血细胞分析。如果无异常，则给予诊断性刮宫止血和(或)性激素检测，诊刮兼有诊断和治疗双重作用。在尚未明确黄体功能不全诊断之前，不主张给予任何激素类药物止血。偶尔出现排卵期少量出血一般不需治疗，出血可自行停止。经常发生排卵期出血的患者，可自月经第 10 天开始，每天口服补佳乐(戊酸雌二醇)1 mg，血止后 3 d 停药。效果不佳者选用避孕药调整月经周期。

(二)补充孕激素

B 超监测排卵后或 BBT 升高第 2 天补充孕激素，一般需用药 12～14 d，妊娠后酌情用至 8～12 周。有以下几种途径给药，可选择其一。

1.肌内注射孕酮

根据不同促排卵方案的需要选择用药。排卵后隔天肌内注射孕酮 20～40 mg，共 12～14 d。在体外受精-胚胎移植(IVF-ET)使用 GnRH 激动剂和拮抗剂的预测超促排卵周期，需要加大孕酮剂量，每天肌内注射孕酮 40～80 mg，连用 14 d，妊娠后继续使用。

2.阴道栓剂

雪诺酮每剂含微粒化孕酮 90 mg，每天 1～2 次。其疗效与孕酮肌内注射相似。

3.口服给药

(1)地屈孕酮(商品名达芙通)：每片 10 mg，每天 20～40 mg，分 2 次口服。

(2)孕酮胶囊(商品名益玛欣)：每粒 50 mg，每天 200～400 mg，分 2 次口服。

(3)孕酮胶丸(商品名琪宁)：每粒 100 mg，每天 200～300 mg，分 2 次口服。

(三)hCG

排卵后 2～3 d 开始，hCG 2 000 IU 肌内注射，每 2～3 天 1 次，共 3～5 次。如促排卵时有多个优势卵泡发育成熟，有发生卵巢过度刺激综合征(OHSS)风险的可能时，禁用 hCG 补充黄体。

(四)雌激素

在 COH(控制性超促排卵)周期，黄体后期不仅孕酮水平下降，E_2 水平也下降。补充 E_2 有助于维持黄体功能和提高妊娠率。排卵后每天口服戊酸雌二醇 4～6 mg，持续整个黄体期。

(五)促排卵治疗

(1)CC+hCG：月经第 2～5 天，开始口服 CC 50～100 mg/d，连续 5 d，卵泡直径为 18～20 mm时，hCG 10 000 IU 肌内注射。排卵后 2～3 d，hCG 2 000 IU 肌内注射，每 2～3 天 1 次，共 3～5 次。

(2)HMG/FSH+hCG：月经第 2～5 天，开始肌内注射 HMG/FSH 75～150 IU/d，连续 5 d，卵泡直径≥18 mm 时，hCG 10 000 IU 肌内注射(多卵泡成熟时不用 hCG，改用丙氨瑞林或达菲林)。排卵后 2～3 d，hCG 2 000 IU 肌内注射，每 2～3 天 1 次，共 3～5 次。或肌内注

射孕酮,每天或隔天 20～40 mg,连用 12～14 d。

(3)诱发卵泡成熟后(卵泡直径≥18 mm),注射 hCG 10 000 IU,隔天 B 超监测。卵泡排出后,当天及第 2 天分别再注射 hCG 10 000 IU 和 500 IU,以支持黄体发育且避免干扰孕卵着床(即所谓早早孕期血 hCG 检测),可能有多个 LH 峰值促多卵泡排卵。

(六)其他 LPD 病因治疗

(1)溴隐亭疗法:适用于合并 HPRL 的 LPD 患者。溴隐亭 1.25～5 mg 口服,直至月经来潮或确立妊娠停药。

(2)避孕药:卵巢性高雄激素血症合并黄体功能不全者,来月经第 1～5 d 开始服达英-35、优思明或其他避孕药,每天 1 片,连续服 21 d,共 3～6 个月。肾上腺性高雄激素血症合并黄体功能不全者,来月经 1～20 d 口服地塞米松 0.75 mg,每天 3 次。

第七节　卵巢功能早衰

卵巢功能早衰(premature ovarian failure,POF)是指妇女 40 岁之前发生卵巢功能衰竭,以促性腺激素升高和雌激素水平降低为特征的疾病,临床多表现为原发性或继发性闭经、不孕、围绝经期综合征等一系列症状,其卵巢组织学呈围绝经期或老年妇女绝经后改变。卵巢功能早衰发病率在全部妇女中为 1%～3%,多为散发性,也有家族性,治疗困难,其确切病因尚不清楚。

一、病因病理

POF 的发病与很多因素相关,如遗传学因素、自身免疫因素(多种自身免疫抗体)、先天性酶缺乏、放化疗及手术损伤、感染及环境因素、心理精神因素及特发性。

1.特发性卵巢功能早衰

为卵巢功能早衰的最常见类型,约占 POF 的 80%,无明确诱因,染色体核型正常,检测不到自身免疫性抗体。

2.遗传因素

同家系内 2 个以上个体发生 POF,提示存在家族遗传因素。据报道,家族遗传性 POF 发生率占 POF 例数的 12.7%。与 POF 相关的遗传因素包括 X 染色体畸变及 X 染色体和常染色体的基因突变。

3.免疫因素

POF 患者卵巢的淋巴细胞浆细胞浸润和 T 细胞亚群改变、针对卵巢抗原的循环自身抗体出现、伴发于其他自身免疫病及随自身免疫状态的缓解而卵巢功能恢复,提示 POF 与免疫有关。有人认为,卵巢功能早衰是由于针对卵泡壁细胞的自身免疫。但临床上只能采用外周血标本进行免疫相关的检查。自身免疫性卵巢功能早衰可由多种自身免疫性疾病引起,较常见的是自身免疫性甲状腺炎,少见的有重症肌无力、特发性血小板减少性紫癜、类风湿关节炎、白斑及自身免疫性溶血性贫血等。

4.酶缺陷

17-羟化酶缺陷则不能合成雄激素,FSH 反馈性升高,染色体核型正常。表现为原发性闭经,有子宫发育,卵巢内有始基卵泡,但无第二性征发育,外生殖器呈女性型。

5.卵巢的破坏性因素

放、化疗对卵母细胞有损害作用,卵母细胞受损后,卵泡结构消失,纤维化导致卵巢功能衰退;儿童期腮腺炎并发病毒性卵巢炎可引起早期严重的卵巢破坏。

二、临床表现

主要是体内雌激素水平低下的表现。

1.继发性闭经

年龄 40 周岁以下,原有月经,后出现继发性闭经。

2.更年期综合征

可表现为面部潮红,潮热出汗,性情烦躁,失眠,阴道干涩,性交困难等。

三、辅助检查

1.性激素检查

血 FSH>25 U/L,E_2<100 pmol/L。

2.染色体核型

染色体核型可为 46XX,45XO/46XX、47XXX 等。

3.自身免疫性抗体检测

自身免疫性抗体检测可测到抗卵泡膜抗体、抗核抗体、抗肾上腺类固醇激素细胞抗体或抗甲状腺抗体等。

四、治疗

1.雌激素疗法

用以缓解因雌激素减少而引起的血管舒缩不稳定症状,预防性器官萎缩、骨质疏松及心血管疾病;并可通过对 FSH、LH 的负反馈抑制,消除高 FSH 水平对残留卵泡的消耗作用。

(1)雌、孕激素序贯法:适用于年轻女性。无生育要求的,可予炔雌醇每日0.025～0.05 mg,于出血第 5 日开始服用,连服 21 d,后 10 天加用黄体酮 20 mg/d。有生育要求的,可炔雌醇每日 0.05 mg,连用 21 d,后 10 天加用黄体酮,至少连用 3 个周期,监测血 FSH 水平,下降到 10 U/L可停药,停药后监测排卵,指导受孕。

(2)妊马雌酮(倍美力):适用于无月经要求的患者,可控制更年期症状,预防骨质疏松、心血管疾病等,予倍美力每日 0.375～0.625 mg,连服 21 d,后 10 天加用黄体酮每日 20 mg。

2.病因治疗

对自身免疫性疾病患者采用糖皮质激素抑制免疫的短期疗法,有恢复排卵及妊娠的报道,但疗效不肯定,不宜长期服用。

3.IVF-ET

寻找适合的卵子供者,患者进行激素替代治疗,促使内膜同步发育,用 IVF-ET 技术使患者妊娠、生育。

第八节　卵泡黄素化不破裂综合征

未破裂卵泡黄素化综合征(LUFS)是指卵泡成熟但不破裂,卵细胞未排出而原位黄素化,形成黄体并分泌孕激素,效应器官发生一系列类似排卵周期的改变。临床以月经周期正常,有类似排卵表现但持续不孕为主要特征,为无排卵性月经的一种特殊类型,也是引起不孕的重要原因之一。其发病率报道不一,多数认为自然月经周期为 5％～10％,药物促排卵周期为30％～40％。根据超声动态监测,可分为小卵泡型、卵泡滞留型及持续增大型三种类型。

一、病因病理

LUFS 发生机制不明。目前较多的设想是:中枢内分泌紊乱;局部障碍;高催乳素血症;酶或激酶不足或缺陷导致卵泡液凝集;其他如药物因素及心源性因素等。

1. 中枢内分泌紊乱

排卵是一个复杂的、由多种激素协同作用完成的过程。中枢内分泌紊乱时,可直接影响卵泡的生长发育及排卵的发生。有研究表明,排卵过程由 LH/FSH 的峰状分泌所激发,主要由 LH 所激发。当各种原因所致中枢内分泌紊乱,LH 峰状分泌水平不够,LH 的分泌量达不到阈值时,无法激发导致卵泡壁被消化和破裂的生物化学和组织学变化,但却可导致减数分裂的再启动和卵泡细胞黄素化、分泌孕酮而出现卵泡未排出而孕酮升高的"伪排卵"现象。但也有研究报道,LUFS 与 LH 水平无关。也有报道称,LUFS 时 LH 的作用是 LH 受体数量下降所致。

2. 局部障碍

子宫内膜异位症、盆腔炎等可造成盆腔粘连,而导致卵泡不破裂、无排卵,但内源性 LH 可促使卵泡细胞黄素化。有研究表明,卵巢手术后发生 LUFS 主要是与卵巢表面稀疏的膜样粘连有关。此外,卵巢炎甚至亚临床的卵巢炎也是造成卵巢被皮增厚而导致 LUFS 发生的局部因素。

3. 酶或激酶不足或缺陷或前列腺素缺乏

酶的产生也是 LH 与 FSH 作用的结果,LH 不足影响 cAMP 增加,从而使卵巢内纤维蛋白和纤溶酶原激活剂活性低下,可使排卵前卵泡细胞上的纤溶酶原活性降低,影响纤维蛋白的溶解和滤泡壁的自身作用。蛋白溶解酶也对卵泡破裂起作用,当这些酶缺乏即抑制卵泡排卵。

4. 高 PRL 血症

PRL 影响促性腺激素释放激素(GnRH)的释放,使血 LH 下降。PRL 可改变 E_2 对 LH 的正反馈调节作用。此外,PRL 还可抑制卵巢分泌 E_2、P,并降低卵巢对 GnRH 的反应,抑制排卵。

5. 药物等外部因素作用

药物促排卵或超促排卵周期中,该综合征的发生率明显高过自然周期,表明在促排卵过程中卵泡的发育和成熟程度与自然周期不完全相同。如克罗米芬(CC)可使本综合征明显增加,据认为是 CC 等药物可导致卵巢基质及卵泡黄素化所致。

6. 精神心理因素

亦有人认为与精神心理因素有关,长期不孕妇女处于紧张和不断的应激状态中,造成血中催乳素水平反复出现小峰值而影响排卵。

二、临床表现

不孕为常见的临床症状,且常被误认为是"原因不明"的不孕症。可合并有盆腔子宫内膜异位症或慢性盆腔炎粘连的表现,月经周期和月经量常无异常。偶有黄体期稍短或孕酮水平较低等表现,但无特异性。临床一般常用的监测排卵方法,如基础体温(BBT)、宫颈黏液(CMS)、孕酮测定、子宫内膜活检等,均提示为"排卵性"月经。

三、辅助检查

(一)一般检查

(1)B超连续监测:于围排卵期(月经周期第 8~9 d 起),每日用阴道B超连续观察,了解卵泡发育动态情况。若有优势卵泡形成,达成熟卵泡标准(卵泡最大直径≥18 mm,清晰透亮,边界清楚等);若无排卵表现,即卵泡持续不消失或无明显缩小(卵泡滞留型)或持续增大(30~45 mm,卵泡持续长大型),直肠子宫陷凹无游离液出现,即可考虑为未破裂卵泡黄素化(LUF)周期。在B超监测周期中,应由专人专机检查,以统一标准,避免将排卵后的囊性黄体误认为LUF。

(2)腹腔镜检查:对疑有未破裂卵泡黄素化时,行腹腔镜检查可进一步确诊。一般认为在排卵后 1~5 d 排卵征依然存在,此后会逐渐封闭,于 4~5 d 完全上皮化,排卵孔封闭。故于黄体早期(月经周期第 20 日前,BBT 上升 2~4 d)用腹腔镜直接观察卵巢表面,见有黄体但无排卵孔裂。

(3)后穹隆穿刺液甾体激素测定:成熟卵泡中含有大量雌、孕激素,卵泡破裂时释放入盆腔,使腹腔液中雌、孕激素浓度明显高于血液中浓度,通常孕激素可高达 3 倍以上。因此,于黄体早期行后穹隆穿刺,抽取腹腔液,测定其雌、孕激素浓度,与血中浓度比较,可推断卵泡曾否破裂。

(4)内分泌检查:血LH峰值测定较正常低下或过早出现。

(二)诊断标准

连续B超检查,卵泡增大至直径为 18~24 mm,已达成熟标准;若 72 h 内仍不缩小,或继续增大,而BBT出现高温相,宫颈黏液显示黄体期改变,血清孕酮水平>3 ng/mL,可诊断为LUFS。若卵泡未达成熟标准,而出现孕激素作用改变,可诊断为多发性未成熟卵泡黄素化(MILF)。

较之前述成熟型LUF,此则为早熟型LUF。也可用腹腔镜检查结合其他临床特征做出诊断,但因为腹腔镜操作较复杂,且有创伤性,故临床一般较少采用。

四、鉴别诊断

主要与正常排卵周期鉴别,并要注意鉴别有否盆腔内膜异位症、慢性盆腔炎(粘连)等并发症存在。

五、治疗

1.促排卵治疗

(1)hCG:正确恰当地应用hCG是能否成功治疗LUFS的关键。当卵泡发育成熟,直径达

18～24 mm,子宫内膜出现三线反应,厚度达 0.8 cm,宫颈评分在 8 分以上,尿 LH 峰尚未出现,BBT 下降或有下降趋势时,肌内注射 hCG 10 000～15 000 U,以提高排卵前 LH 峰值。过早肌内注射会出现 LH 峰提前出现而抑制排卵,肌内注射过晚也会造成人为"双低峰"而不能达到促排卵目的。

(2)HMG-hCG 周期疗法:其机制是完全代替垂体促性腺功能。于月经周期(或药物撤退性出血)第 5 日起,每日给 HMG 75 U,至卵泡直径达 18～24 mm 时,给 hCG 10 000～15 000 U。

(3)对早熟型 LUF 亦可用较大量雌激素或 GnRH-α、HMG(或 FSH)、hCG 促排卵,即在辅助生育技术中的控制超排卵,此法抑制了体内的内源性下丘脑-垂体性腺激素水平,完全应用外源性激素替代,模拟排卵前 LH/FSH 高峰诱发排卵,疗效满意,但需注意剂量的个体化。

(4)溴隐亭:从小剂量开始,每日 1.25 mg,晚餐中服;若无不良反应,可逐渐加量至每日 5～7.5 mg,分 2～3 次服用。PRL 降至正常后,予促排卵治疗,发现妊娠停药。

2.手术治疗

卵泡穿刺术:对难治性 LUF 可于肌内注射 hCG 后 36～48 h,行阴道 B 超下卵泡刺破"人工排卵",然后行 IUI。

第九节　异常子宫出血

异常子宫出血(abnormal uterine bleeding, AUB),原被称为功能失调性子宫出血(dysfunctional uterine bleeding, DUB)。非妊娠妇女 AUB 病因分类系统:PALM-COEIN 系统。

涉及非妊娠育龄妇女 AUB,不包括青春发育前和绝经后的妇女 AUB,共分为以下 9 个类型:宫腔息肉(AUB-P),子宫腺肌病(AUB-A),子宫平滑肌瘤(AUB-L),恶性肿瘤和不典型增生(AUB-M);凝血异常的全身性疾病(AUB-C),排卵障碍(AUB-O),子宫内膜原因(AUB-E),医源性(AUB-I),未分类(AUB-N)。PALM 部分存在结构改变,可采取影像学技术和/或组织病理学方法检查;而 COEIN 部分无结构性改变,不能采用影像学技术和/或组织病理学方法确认。

一、病因病理

1.无排卵型功血

主要发生在青春期和更年期妇女。

(1)下丘脑-垂体-卵巢轴功能失调:青春期功血,促性腺激素分泌 FSH 比 LH 高,FSH 和 LH 虽然呈脉冲分泌,但卵巢分泌足量 E_2 时,由于下丘脑-垂体系统对卵巢分泌的 E_2 正反馈的缺乏,月经周期无 LH 峰形成,导致无排卵,而 E_2 对中枢的负反馈正常;围绝经期无排卵型功血,主要是卵巢功能减退,在促性腺激素正常分泌时,剩余卵泡对垂体促性腺激素的反应下降,雌激素水平锐减,导致促性腺激素水平升高而卵泡仍不能规律成熟而排卵。

(2)卵巢和子宫内膜无周期性变化:在 FSH、LH 作用下,卵泡虽然生长,但持续处于卵泡期,无排卵。

随雌激素水平的波动而变化,可表现为增生不足,增生期改变。反复无排卵周期可发生子宫内膜增殖症。子宫内膜增殖症是由于大量的雌激素刺激所致,临床表现为不规则的多量异常子宫出血,患者可在长时间闭经后出现持续出血,临床可疑为流产,也可表现为周期缩短,经期延长。

(3)子宫内膜止血机制异常:体内雌激素水平随卵泡的发育与闭锁而波动。在雌激素作用下,子宫内膜增生,卵泡生长受 FSH 为主的调节,FSH 波动,卵泡产生的雌激素也相应波动。当雌激素降到一定水平,不足以支持子宫内膜增生时,则子宫内膜脱离出血,为"雌激素撤退性出血"。

在持续雌激素作用下,子宫内膜组织中腺体、间质和血管增生不同步,缺乏支架,组织变脆;增生的同时,高尔基-溶酶体复合物含大量水解酶,因缺乏孕激素且雌激素波动,溶酶体不稳定,易释放出水解酶,致子宫内膜出血。

(4)前列腺素变化:子宫内膜中的前列腺素与子宫内膜中的血管舒缩有关,分泌期内膜中 $PGF_{2\alpha}$ 比 PGE_2 多,无排卵功血时,PGE_2 比 $PGF_{2\alpha}$ 多,PGE_2 的舒血管作用超过 $PGF_{2\alpha}$ 的缩血管作用,失去月经期的生理止血作用,而致出血量增加。

2.有排卵型功血

子宫内膜的维持与雌激素的波动间存在半量关系,若排卵期雌激素的下降速度过快,则可引起子宫内膜脱落出血,即为排卵期出血。

二、临床表现

本病的临床症状主要是月经周期和量的异常。其特点是月经周期紊乱,经期长短不一,经量时多时少,甚至大量出血,出血时多无腹痛或其他不适。出血时间长或量多者,可伴有贫血,而见头晕、眼花、心悸、乏力等。

三、辅助检查

(一)全身检查

应注意患者的精神、营养、发育情况,第二性征、乳房发育及毛发分布,有无溢乳等。

(二)盆腔检查

排除生殖器官器质性病变或妊娠出血。本病妇科检查多正常,部分患者可有乳房及外生殖器发育欠佳,或外阴及肛门多毛,甚至呈男性分布。

(三)辅助检查

1.基础体温测定

单相型基础体温为无排卵型功血;双相型为排卵型功血,且出血多发生在高低体温交替时。

2.诊断性刮宫

主要在于了解子宫内膜病变及卵巢有无排卵,对出血量较多者可起止血作用。刮宫时间可选在月经来潮前 1~2 天或来潮 6 h 内,对长期子宫出血者也可随时进行。刮宫时应遍及整个宫腔,特别注意子宫角。刮出物送检病理。无排卵型功血病理结果为子宫内膜呈增殖期改变或子宫内膜增生过长(单纯型增生过长、囊腺型增生过长、腺瘤型增生过长及不典型增生过长）。

3.宫颈黏液检查

在子宫出血时，甚至出血期，宫颈黏液出现羊齿状结晶时提示有雌激素作用，而无排卵功能。

4.阴道脱落细胞涂片检查

可表现为中、高度雌激素影响。

5.激素水平测定

确定有无排卵，可测定血清孕酮；若睾酮升高，或 LH/FSH＞2，可考虑多囊卵巢综合征。

6.B超检查

有助于了解子宫、卵巢的器质性病变及卵泡发育、排卵情况，利于鉴别诊断。

四、鉴别诊断

1.全身性疾病

如血液病、肝病、甲状腺功能亢进或低下等。

2.异常妊娠或妊娠并发症

如流产、异位妊娠、滋养叶细胞疾病、产后子宫复旧不全、胎盘残留等。

3.生殖道感染

如急性或慢性子宫内膜炎、子宫肌炎等。

4.生殖道肿瘤

如子宫内膜癌、子宫肌瘤、卵巢肿瘤等。

五、治疗

应根据功血类型，体内激素水平，去除病因，迅速止血，调整周期，恢复功能，避免复发。

（一）青春期、育龄期无排卵型功血

1.止血

(1)雌激素：使用大量雌激素使创面修复。①出血量多者，用苯甲雌二醇 2 mg，肌内注射，6～8 h 1 次，3 d 内止血后，按 3 d 减 1/3 量逐渐递减，减到 2 mg/d 即可改为口服己烯雌酚 1 mg/d。若出血无明显减少，可改为肌内注射 2 mg，每 3 h 1 次，经 2～3 次改为 2 mg，每 8 h 1 次。减量同前。用药两周后应加用孕激素，安宫黄体酮 10 mg，口服，或黄体酮10～20 mg，肌内注射，每日 1 次，停药后发生撤退性出血。②出血量不多者，可直接口服己烯雌酚，服用 20 d，停药前 5 天，加用孕激素。方法同前。

(2)孕激素：适用于有一定雌激素水平者，使增生的子宫内膜发生分泌期改变而完全脱落，称为药物性刮宫。①出血量多者，口服炔诺酮，5～10 mg，或安宫黄体酮 6～10 mg，4～6 h 1 次。经 3～4 次血止，改为 8 h 一次，后每 3 天减量一次，递减幅度不大于1/3，炔诺酮减至每日 2.5～5 mg，安宫黄体酮减至每日 4～6 mg，服用至止血后 20 d，再撤退性出血，为防突破性出血，可加用小量雌激素。②血量小者，用黄体酮肌内注射，每日 20 mg，3～5 d，停药后3～5 d 发生撤退性出血。

(3)止血剂：①抗前列腺药物，使子宫内膜剥落时出血减少，出血期间服用前列腺素合成酶抑制剂，如氟芬那酸 200 mg，每日 3 次；止血环酸 250～500 mg，静脉滴注或口服，每日

2～4 次。②抗纤溶制剂,常用的有氨甲环酸、羧基苄胺等。

2.调整周期

经期第 5 日,口服己烯雌酚每日 0.5～1 mg,连服 20～22 d,服药第 11～13 日,每日加用安宫黄体酮 6～10 mg,二药同服 20 d 停药,停药 3～7 d 出血。出血第 5 日重复用药,连用 3 个周期。一般用药 2～3 个周期,即可恢复周期排卵。

3.促排卵

(1)首选克罗米芬诱导排卵,从周期第 5 日开始,口服克罗米芬每日 50 mg,连服 5 d,同时监测基础体温或用 B 超监测卵泡发育,若无效,可在下个周期加量至每日 100～150 mg。

(2)人绒毛膜促性腺激素,有类似 LH 作用可诱导排卵,B 超监测卵泡发育到一定大小,加用 hCG 5 000～10 000 U 肌内注射,多于用药后 32 h 发生排卵。

(3)三苯氧胺,非类固醇抗肿瘤激素类药物,与克罗米芬交替使用,促排卵效果较好,月经第 5 日起,每次口服 10～30 mg,每日 2 次,连续 5 d。

(二)围绝经期无排卵功血治疗

1.止血

(1)手术止血:①诊断性刮宫,既能诊断,又可治疗,能够快速止血,并提供子宫内膜组织学检查材料,为首选方法。②宫腔镜,可在指示下检查和选择性活检。诊断准确,同时亦可起到治疗作用。③子宫内膜破坏性手术,适用于药物治疗无效,无生育要求或年龄大、不能耐受子宫全切或施行子宫全切术有禁忌证者,选用微波、冷冻、电凝、激光,也可选用连续贯流式前列腺切割镜切除子宫内膜。④子宫切除术,适用于年龄＞40 岁,疑有器质性并发症时,或病理诊断为子宫内膜腺囊性增生过长,不典型增生者。

(2)孕激素:短期使用造成"药物性刮宫",周期性使用可调整周期,减少经量。

2.调整周期

雌孕激素联合使用。

3.减少经量

(1)雄激素:对抗雌激素作用,减少盆腔脏器充血,减少出血量,丙酸睾酮每日 50 mg,肌内注射 3～5 d。

(2)GnRH-α:加快绝经的过程。

(三)排卵型月经失调的治疗

较无排卵型功血少见,常发生于育龄期妇女,分为排卵期出血、黄体功能不全、黄体萎缩不全、排卵性月经过多。

1.排卵期出血

部分患者可自愈,治疗补充雌激素,己烯雌酚 0.25 mg,每日 1 次,月经第 10 日开始服用,服用 3 周期,可促卵泡发育而达到治疗目的。

2.黄体功能不足

小剂量己烯雌酚周期治疗,月经前 8～12 d 加用孕激素,黄体酮每日 20 mg,肌内注射 5 d,或安宫黄体酮每日 2～4 mg,口服 8～10 d,也可补充 hCG、CC,均可改善黄体功能。

3.黄体萎缩不全

经前一周加用孕激素,黄体酮 20 mg 肌内注射,每日 1 次,或安宫黄体酮每日 10～12 mg,连用 5 d,需用 3 个周期。

4.排卵型月经过多

选用雄激素,于经前第 10 日服用,连用 10 d,也可用前列腺素合成酶抑制剂,止血药物于经前服用,可减少月经量。

第十节　输卵管阻塞性不孕症

输卵管炎(如淋菌、结核菌、沙眼衣原体等)引起伞端闭锁或输卵管黏膜破坏时输卵管闭塞,导致不孕。另外,先天性输卵管发育不全(输卵管内膜纤毛运动及管壁蠕动功能丧失等)、输卵管畸形、盆腔粘连也可导致不孕。输卵管疾病导致的不孕占女性不孕的 25%～40%。在盆腔生殖器官炎症中,输卵管炎最为多见。细菌由子宫内膜通过淋巴管和血管进入子宫旁结缔组织,导致输卵管周围炎和输卵管炎。可能起病即为慢性,也可能是由急性炎症未经治愈或治疗不彻底,或由于病菌毒性较低,机体抵抗力强,急性症状不明显,延误治疗而形成慢性输卵管炎。中医没有输卵管阻塞的类似记载,大致与痛经、带下、症瘕、不孕等有关。

一、病因病理

输卵管疾病与阻塞按照部位分为以下两大类。①近端(间质部和峡部)输卵管疾病及阻塞:原因包括盆腔炎、输卵管内膜的碎片和黏液栓、先天性畸形、子宫内膜异位症、结节性输卵管峡部炎。②远端(壶腹部和伞部)输卵管疾病及阻塞:原因包括输卵管炎、输卵管结扎史、既往外科手术史、子宫内膜异位症。

二、辅助检查

(一)体格检查

妇科检查下腹部可有轻度压痛。双合诊可见子宫后倾、活动性差,甚至完全固定,移动宫颈或宫体时有疼痛,宫旁可扪及增粗的输卵管或输卵管与卵巢炎形成的包块,有压痛。如果合并盆腔结缔组织炎,则子宫骶韧带及主韧带均有增厚感。如果输卵管积水,可扪及壁薄的囊性肿物,可活动,无压痛。

(二)输卵管通畅试验

常用的检查方法有输卵管通液术、子宫输卵管碘油造影、B 超下子宫输卵管造影、腹腔镜下输卵管通液术。输卵管通液术简便价廉,但准确性不高。腹腔镜下输卵管通液术是输卵管检查的金标准,同时可行粘连分离术、造口术等。子宫输卵管造影还可以明确输卵管阻塞的部位,子宫有无畸形、粘连、黏膜下肌瘤以及子宫内膜息肉、输卵管结核等,此为目前最常用的方法,与腹腔镜的符合率约为 70%。

腹腔镜检查输卵管通畅试验提示输卵管病变或盆腔粘连,或上述各项检查正常而仍未怀孕者,可作腹腔镜检查以进一步了解盆腔情况。可直接观察输卵管、卵巢有无病变或粘连;并可结合输卵管通液术,在液体内加以染料(如亚甲蓝),于直视下确定输卵管是否通畅;盆腔、输卵管周围粘连可行粘连分离术;输卵管伞部阻塞可行造口术或成形术;输卵管病变严重者可行输卵管切除术。此外,对卵巢子宫内膜异位囊肿行囊肿剔除术,卵巢表面、盆腔腹膜等处的子宫内膜异位结节可以作电凝,必要时在病变处取活检。

三、鉴别诊断

1.急性阑尾炎

腹痛多从上腹部开始,或脐周痛,渐转移并局限于右下腹,伴恶心呕吐,发热。体检时腹肌紧张,麦氏点有压痛及反跳痛,腰大肌试验及肠充气试验阳性。妇科检查多无异常。

2.异位妊娠破裂

异位妊娠破裂多有停经史,尿 hCG 阳性,不规则阴道流血,下腹一侧疼痛剧烈,双合诊可触及一侧附件区触痛及包块,后穹隆饱满触痛,穿刺可抽出暗红色不凝血。

3.卵巢囊肿蒂扭转

卵巢囊肿蒂扭转发病突然,常与体位改变有关,下腹一侧绞痛,伴恶心呕吐,无发热及阴道出血。妇检一侧附件区可触及囊性包块,表面光滑,触痛明显。

4.子宫内膜异位症

子宫内膜异位症表现为继发性痛经,进行性加重,不孕,月经过多,性交痛,较难鉴别,常需借助腹腔镜协助诊断。

四、治疗

1.药物疗法

症状及体征明显者可先试用抗生素治疗。因输卵管内尚可残留少量致病菌,抗生素可将其杀灭,并可防止复发。常为两种或多种细菌的混合性感染,治疗时宜选用广谱有效的抗生素,常两种或多种抗生素联合治疗。

(1)青霉素:80 万 U~120 万 U,每日 2 次肌内注射,皮试阴性后使用;甲硝唑:每次0.4 g,每日 3 次。

(2)庆大霉素:每次 8 万 U,每日 2 次,肌内注射。

(3)罗红霉素:每次 0.15~0.3 g,每日 2 次,连服 7 d。

(4)米诺环素:每次 0.1 g,每日 2 次,口服,连用 10 d,适用于衣原体感染。

(5)克林霉素盐酸盐:每次 0.3 g,每日 4 次。

(6)哌拉西林:每日 4~12 g,每日 3~4 次,静脉滴注。

2.宫腔灌注疗法

在疏通输卵管的药液内加抗感染的抗生素,清除坏死组织的蛋白水解酶,抑制炎性纤维素渗出和肉芽增生的肾上腺皮质激素等。适用于输卵管周围粘连、输卵管伞部粘连和封闭、输卵管间质部狭窄或输卵管积水的患者。治疗方法同输卵管通液术,时间从月经净后 3~5 d 开始,每周 1 次。庆大霉素(8~16) 万 U,加糜蛋白酶 1 000 U,加地塞米松 5 mg,加 20% 普鲁卡因 4 mL,生理盐水(或蒸馏水)加至 20 mL。

3.手术治疗

手术治疗是输卵管阻塞的首选治疗。用放大镜或手术显微镜放大后进行手术,疗效较通常的肉眼观察下手术要好得多。有急性、亚急性盆腔炎和急性、亚急性输卵管腹膜炎、输卵管脓肿者禁忌手术。患者应在 35 岁以下,术后成功率较高。结核所造成的阻塞,一般不再作整形手术。双侧输卵管积水直径在 3 cm 以上者,输卵管黏膜长期受积水挤压,黏膜皱襞已被压扁平或消失；纤毛细胞功能受阻，常已失去输送能力，术后即使管道通畅，受孕机会极少。以下是常用的手术方法。

（1）输卵管近端阻塞，采用输卵管宫角植入技术。

（2）输卵管中段阻塞，采用端-端吻合术。

（3）输卵管远端阻塞，采用输卵管造口术。该法虽然术后输卵管能保持通畅，但由于失去了伞端或新形成的伞端缺乏灵活的捡卵功能、不易受孕，是输卵管整形术中效果最差的一种手术类型。

（4）输卵管粘连松解术：过去曾行盆腔或下腹部手术，如异位妊娠或阑尾切除，常引起输卵管和卵巢周围的粘连，也可由于子宫内膜异位症有周期性出血所造成的粘连，这时输卵管伞端虽仍保持通畅，但可粘连于骨盆漏斗韧带或阔韧带底部。远离卵巢而无法捡卵；或因输卵管外周粘连，妨碍了输卵管蠕动，无法接近卵巢。可在腹腔镜直视下用单极微电针切断粘连，游离整段输卵管，并使卵巢恢复正常位置。

（5）输卵管伞端固定术：输卵管伞端与卵巢间距太远，可用缝合法缩短，使输卵管伞端接近卵巢，以利捡卵。

第十一节　免疫性不孕症

由生殖系统抗原的自身免疫或同种免疫引起的不孕症称为免疫性不孕。不孕夫妇中20％以上不明原因，但其中大多数可以归结为免疫因素。免疫性不孕可分为精子免疫引起不孕和卵透明带免疫引起不孕。自身免疫表现为女方血清中存在抗子宫内膜抗体、抗卵细胞透明带抗体；前者使子宫内膜着床环境发生变化而抗孕卵种植，后者与透明带起反应使透明带坚硬而阻碍精子穿透。同种免疫主要是精子、精浆或受精卵作为抗原物质，被女方生殖道吸收后，产生抗精子抗体，使精子失去活力，不能与卵子相结合或受精卵不能着床。

一、病因病理

宫颈和精子之间的相容关系是不孕的重要因素。受到机械性、免疫性以及内分泌各种因素的影响。从宫颈来说：①机体雌激素分泌不足。②宫颈腺体损伤或受体缺陷。③宫颈黏液中抗精子抗体（antisperm antibody，ASAB）可以破坏精子穿透宫颈黏液的能力；抗体与精子结合可以发生补体介导的细胞溶解，ASAB还可以激活巨噬细胞吞噬精子。高效价的ASAB可以完全阻断精子穿透宫颈黏液进入女性生殖道内。虽然在不孕人群中ASAB呈现较高的比例，但是ASAB还不能作为独立病因解释不孕问题。因为在正常人群中有10％～20％的ASAB阳性率。除非排除其他原因或血液、宫颈管或精液中存在很高的ASAB的滴度，目前还很难评估ASAB在不孕症发病中的价值。自身免疫系统的平衡失调，如抗磷脂综合征，因抗磷脂抗体造成免疫性的血小板凝集、形成血管内栓塞，子宫和胎盘供血不足等，均可造成流产、早产、死胎和胎盘功能低下的不良产科结局；自身免疫保护机制的缺陷，如封闭抗体缺乏，胚胎无法刺激机体免疫系统产生胚胎保护性抗体，造成反复和习惯性流产。

人类生殖系统中的很多蛋白质都具有免疫原性,在发育早期阶段的配子和受精后的合子均带有特异性抗原。很多免疫反应可阻断生殖过程而导致不孕。免疫性不孕的机制十分复杂,包括精子的制动和死亡,运输精子过程中受干扰,精子和卵子接触障碍及早期胚胎的死亡等。其中研究最多的是女性对精子的免疫。

1. 抗精子免疫

精子都具有抗原性,能够引起抗精子抗体的产生。大约有 80％原因不明的不孕妇女血清具有凝集精子的能力。精子抗原相当复杂,目前已知有精子特异性抗原、血型抗原、组织相容性抗原、精子膜抗原等。

(1)精子特异性抗原:据目前有关资料分析,人类精液中有 16 种抗原,精子有 7 种抗原,3 种特异性抗原,另有 4 种抗原与精浆共有等。人类精子具有特异乳酸脱氢酶(LDH-X),该酶是精子特有的,其他细胞中无此活性,能使卵子受精的精子数量减少,而且阻碍着床。

(2)精子膜抗原:人类精浆十分复杂,其中较重要的是精子膜抗原,该抗原牢固地蓄定在精子表面,其免疫特异性和泳动度与乳酸铁蛋白相似。在不孕妇女的血清中自然固定精子抗体可能是抗精子膜抗原的抗体。

(3)精子 ABO 血型抗原:关于 ABO 血型系统的抗原与不孕的关系,长期以来一直是人们关注的焦点问题。早已研究证实,在人类精子中存在 ABO 血型系统的抗原并在以后的研究中均得到证实。妇女宫颈黏液中存在有血型抗体,这种抗体可以制动配偶的精子。如果妇女宫颈黏液中的 ABO 血型抗原与丈夫精子中含有的 ABO 血型抗原不合,就会使精子失去活力或死亡而引起不孕。

(4)精子组织相容性抗原(HLA):1970 年,Fellous 应用细胞毒性方法对人类精子上的 HLA 抗原进行了研究,证明人类精子确实存在 HLA 抗原,主要是在精子头和中段,HLA 抗原分布不均匀。至于精子上的 HLA 抗原与不孕的关系尚未完全清楚。

精子抗原进入女性生殖道,会使其发生局部和全身的免疫反应,产生抗精子抗体,引起精子的制动或死亡而造成不孕。抗精子抗体的产生,一般认为由于性交,精子抗原进入女性生殖道,女性生殖道的黏膜下有丰富的淋巴细胞、巨噬细胞和淋巴管,在生殖道中的精子抗原可引起巨噬细胞、多形核粒细胞和淋巴细胞进入子宫腔。精子抗原被巨噬细胞吞噬后,集中的抗原决定簇便被传递给抗原反应淋巴细胞,然后借助于膜表面特异受体来识别外来的决定簇,并使抗原反应性淋巴细胞进一步分裂和分化,成为致敏淋巴细胞或浆细胞,前者产生淋巴因子,后者产生抗体,这就是传入性免疫反射弧。一旦产生细胞和体液的介质,免疫作用就通过免疫弧来完成。当精子再次进入生殖道时,致敏淋巴细胞或其产物以及抗体就会与精子中的抗原相互作用,使精子破坏并灭活。因此,对精子抗原的免疫应答,可能既属于细胞免疫、又属体液免疫。在人类观察中发现,患有子宫内膜炎和在月经期性交时,可产生抗精子抗体。可见,生殖器正常时性交,精子不易产生一次性致敏。而当生殖器有某种损伤时性交,致敏则会发生,而一旦致敏,即使生殖道正常,性交精子亦引起免疫应答。精子抗原使女性产生免疫反应后,女性器官并不产生病理变化,性交后,抗体攻击的靶子是进入生殖道中的精子。并且每次性交进入生殖道的精子可以成为一种自然免疫增强刺激剂,能够使抗体效价维持在高水平上。近年研究证明,女性生殖道黏膜局部具有产生抗精子抗体的能力。阴道中存在抗精子抗体的妇女,血清中不能检出该抗体,说明女性生殖道局部可产生抗精子抗体。女性生殖道局部可产生抗体的依据:女性生殖道具有丰富的巨噬细胞及其他免疫功能细胞,这些细胞可识别并吞噬具有抗原特性的精子。子宫颈上皮和一些腺腔内含有能够产生免疫球蛋白的浆细胞。宫颈局部可产生 IgA 和少量 IgG、IgM，宫颈黏膜的 IgA 与 IgG 的比例为（1～2）∶1；而血清中 IgA 与 IgG 的比例为 1∶5；二者有明显差异。阴道的某些自然感染，如大肠埃希菌、滴虫等可在宫颈局部引起浆细胞反应，在黏膜上可检出 IgA 抗体。女性生殖道局部产生的抗精子抗体及血清中的抗精子抗体均可干扰生殖过程。抗精子抗体能促进巨噬细胞的吞噬功能，以便从生殖道清除精子。在适应补体存在的情况下，抗体对精子具有细胞毒性。局部抗体能干扰精子在生殖道内的活动能力。局部抗体能与卵母细胞的成分发生交叉反应，抑制其发育。正常情况下，局部抗体在选择精子中起重要作用。

2.抗卵子免疫

早在 20 世纪 50 年代起就有人提出女性不孕亦与卵巢免疫有关。近年来研究证实了卵巢的特异性抗原，卵巢产生的自身抗体可导致不孕。日本学者曾应用荧光抗体法检查 30 例无排卵症患者，其中 16 例见到抗体，比对照组明显增多，说明卵巢具有特异性抗原。可见无排卵症的发生和自身免疫有关。Sacco 等通过异种免疫方法发现卵细胞透明带、卵泡膜细胞和闭锁卵泡中均存在特异性抗原。卵巢的全部抗原中，以透明带的免疫原性最强。透明带是卵子表面被覆的糖蛋白，含有数种抗原性物质，对精子具有种属识别的特异性，它不仅存在于卵泡内的卵细胞表面，亦存在于受精后的囊胚。透明带在受精过程中起着十分重要的作用，精子-卵子的种属特异性识别及结合必须发生在透明带表面的受体上。如果这些受体一旦被遮盖或改变了性质，则精子-卵子的识别及结合便不能进行，受精就受阻。透明带上的特异抗原所产生的抗体与卵子在培养液中一起培养，则卵子透明带发生沉淀，用荧光免疫法可发现。用抗透明带抗体处理未受精的田鼠卵子，能有效地封闭对透明带的接触。在实验中发现，当精子已附着于透明带上时，再加入此抗体，则精子便不能穿透透明带。抗体沉积在透明带表面，可阻止蛋白分解酶对透明带的溶解，并阻止精子向透明带靠近或穿入。实验还表明卵子透明带表面形成的免疫沉淀物的多少与精子结合的抑制率有明显的相关性。抗透明带抗体还具有抗着床作用。已受精的卵子，在离体下加入抗透明带抗体，其透明带不能脱落，受精卵不能着床。

抗透明带抗体产生机制与一般自身抗体的产生过程相似。一般认为，具有生物学意义的自我识别是借助于免疫耐受机制而建立的，免疫耐受异常与自身抗体的产生有密切关系。如果对透明带的免疫耐受尚未建立，月经周期中所失去的闭锁卵泡数量不少，其中的透明带物即使是微量，亦足以成为抗原刺激而产生抗透明带抗体。有人认为透明带与某些微生物之间可能具有共同抗原，当机体受到一种与透明带有交叉反应的抗原入侵，或由于感染因子致使透明带变性时，均可刺激机体产生抗透明带抗体，封闭透明带上的精子受体，干扰精子与透明带结合，阻碍受精，导致不孕。此外，ABO 血型不合和 Rh 血型不合所引起的不孕，亦是免疫反应。

二、临床表现

婚久不孕或曾有多次人工流产史而继发不孕，月经推后或先后不定，相应伴随症状等。

三、辅助检查

1.血液中的抗精子抗体（ASAB）

一般采用酶联免疫吸附试验（ELISA）方法测定 ASAB，为间接定量测定不孕患者血清中抗精子抗体的灵敏度高、特异性强的测定方法。ELISA 测定法是使欲测血清与相应的固相抗原形成免疫复合物，由二抗检测出来。为了使后一反应定量，将二抗标记上酶，这种结合的酶可使基质转化为色素原,出现的颜色反应由分光光度计测溶液的 OD 值,做出定量结果。近年来在常规 ELISA 的基础上,发展了生物素-亲合素酶联免疫吸附法(BA-ELISA),其敏感性和特异性均超过常规的 ELISA 方法。

2.宫颈黏液中的抗精子抗体

宫颈是女性生殖道中免疫反应最重要的部位,ASAB 检测较血清 ASAB 更有意义,主要以分泌型 IgA 最具有生物活性。

3.宫颈黏液、精液相合试验

试验时间选在预测的排卵期,在玻璃片上先放一滴新鲜精液,然后取子宫颈黏液一滴放在精液的旁边,距离 2~3 mm,不要盖玻片加压,以手轻轻摇动玻片,使两滴液体互相接近,在显微镜下观察精子的穿透能力,如精子能穿过黏液并继续向前运行,表示精子活动力及宫颈黏液的性状都正常,黏液中无抗精子抗体。这是一种比较客观的体外性交后试验,比体内性交后试验能更好地反映抗精子抗体对精子移动的影响。

4.性交后试验

目的在于了解精子对子宫颈黏液的穿透性能,同时还可以了解黏液性状、精液质量及性交是否成功等有关情况。选择在预测的排卵期(通过基础体温或通常的月经周期长度、宫颈黏液变化、超声排卵监测来推算),试验前至少 2 d 避免性交,在性交后 9~24 h 检查,取阴道后穹隆液检查有无活动精子,如果有精子,证明性交成功;然后取宫颈黏液,如果每高倍镜视野有 20 个活动精子,即为正常;如果初试结果阴性或不正常,应重复进行性交后实验,同时检查宫颈黏液,如果拉丝长,形成典型羊齿结晶,可以认为试验时间选得合适;如果宫颈有炎症,黏液变黏稠并有白细胞(WBC)时,则不适于此试验,需治疗后再进行。

5.精子-宫颈黏液穿透试验

该试验可以不受试验日期、性生活时的情绪、宫颈黏液的理化性质、取标本的方法和技术等因素的影响,能准确地反映免疫性因素对精子穿过宫颈黏液的影响。将排卵前夕的宫颈黏液吸入毛细管内,置于精液中,在 37 ℃下放置 1 h,低倍镜下观察,精子穿透的最远距离<5 mm 为无穿透力,6~19 mm 为中等穿透力,超过 20 mm 为穿透力良好。

6.精子-宫颈黏液接触试验

将精液在玻片两端各滴一小点,在一点上加等量自体宫颈黏液,另一点做对照,置 37 ℃下 15~20 min,用显微镜观察精子活动力。如果在加宫颈黏液的精液标本中出现纤维状或细丝样物,精子不能向前运动,仅在原地摆动者,为阳性。该方法可作为免疫不孕的筛选诊断,是一种比较客观的体外性交后试验,比体内性交后试验能更好地反映抗精子抗体对精子移动的影响。

7.精子凝集试验

精子凝集试验(SAT)是基于抗体和精子抗原之间相互发生凝集的原理。

(1)明胶凝集试验(GAT):以生理盐水将正常人的精液稀释到每毫升含 4 000 万精子,取此精子悬液与 10%明胶于 37 ℃下等量混合,然后再取 0.3 mL 的精子-明胶混合液与灭活补体的患者血清或稀释血清等量混合,并置于 5 mm×45 mm 小试管中,37 ℃下培育 2 h 后肉眼观察,如有明显的白色簇状物出现,则为阳性。本试验不能观察精子凝集部位,对于一般的妇女中发现的头对头凝集不太敏感。

(2)盘凝集试验(TAT):该试验优点是所用精液量少,用一份可检测许多血清样品,操作迅速,同时可测定大量样品,可观察精子凝聚部位。其缺点是,可出现假阳性结果,还不能完全替代 GAT 试验。

(3)试管玻片凝集试验(TSTA):本试验中精液质量选择要求同 GAT。通过实验观察凝集类型,最容易检出的是头对头凝集素。

8.精子制动试验

精子制动试验(SIT)是一种较简易方法,可确定有无抗精子抗体的存在,价值较大。精子制动作用依赖于补体的存在。抗体分子和精子抗原相互作用,激活补体系统,损伤精子细胞通透性和完整性,导致精子活动力的丧失,或精子能被某些染料染上颜色(称细胞素作用)。亦即精子表面结合了能固定补体的精子抗体后,在补体协同作用下,精子制动或死亡,显微镜下表现为精子制动或染色阳性。本法仅能测出精子尾干的精子抗体,而抗精子头部的抗体仅能干扰精卵结合,并不影响精子活力。

9.抗透明带抗体等自身免疫抗体的测定

采用 BA-ELISA 测量,以判断体内自身免疫抗体阻断受精的能力。其他自身免疫性抗体包括抗磷脂抗体、抗子宫内膜抗体、抗卵巢抗体等。

10.胚胎保护性抗体的测定

被胚胎释放的 hCG 诱导淋巴细胞分泌的细胞因子,可激活 II 型辅助 T 淋巴细胞系统产生白介素 10(IL-10),抑制自然杀伤细胞的功能,保护胚胎不受体内免疫系统的排斥。以 CD_3、CD_4、CD_8 测定为代表的封闭抗体数值,反映了免疫保护机制的功能。

四、鉴别诊断

必须测量基础体温,观察 BBT 的体温相变化,做阴道脱落细胞检查,B 超检测排卵,尿 LH 峰值测定,黄体中期血尿孕酮水平测定,血 PRL 测定,宫腹腔镜检查,子宫输卵管造影检查等,以排除排卵功能障碍、子宫内膜异位症、子宫腺肌症、宫腔粘连等因素所导致的不孕。

五、治疗

目前治疗免疫性不孕尚无满意的效果。

1.性交时使用阴茎套疗法

其目的在于阻断抗原的接触,减少抗精子抗体的重新产生,持续一定时间后,抗精子抗体滴度下降后,再停止使用阴茎套,在女方排卵期进行性交数次,可望得到受孕。一般主张持续使用阴茎套半年至一年,并定期测定抗体滴度。据报道,该疗法受孕成功率可达 40%～60%。

2.治疗生殖器官感染

女性生殖道炎症增加了精液中抗原进入血循环的机会,使精子抗体滴度增加。局部炎症使吞噬细胞、淋巴细胞增加,局部产生抗精子抗体的机会增加,因此积极治疗女性生殖器炎症,对治疗免疫性不孕是十分必要的。

3.精子洗涤与宫腔内人工授精

将精液采用改良的溶液进行洗涤,获得没有精浆的高浓度精子悬液,进行宫腔内人工授精。适用于女性宫颈黏液中存在抗体及男性存在自身抗体的免疫性不孕,常可取得成功。

4.免疫治疗

(1)自身免疫型:主要是抗磷脂综合征的治疗,目前采用的方法以抗栓塞,抗凝(阿司匹林、肝素)和免疫抑制剂(肾上腺皮质激素),以及近年来采用的免疫球蛋白为主的治疗。①阿司匹林:阿司匹林为花生四烯酸代谢产物环氧酶的抑制剂,抑制前列腺素和血栓素 A_2 的合成,阻断抗磷脂抗体调节的高凝反应,防止血栓形成。国内常用小剂量阿司匹林治疗,即每日口服 25 mg 至妊娠结束,控制血小板凝集而不发生严重出血倾向。②肝素:主要是低分子量肝素,半衰期较长,与肝素抑制因子 Xa 的效果一样,而对血小板数量和部分凝血酶时间无影响,剂量每日 40 mg,皮下注射,整个妊娠期间使用。注意部分凝血活酶时间不超过正常 $1.2 \sim 5$ 倍,如果发现有与肝素有关的出血或 B 超检查胎盘后血肿时,注意停药。③肾上腺皮质激素:以泼尼松为代表,可以抑制 APA 活性。国内采用小剂量 5 mg/d 口服,效果较好,并无明显不良反应。④免疫球蛋白:静脉用免疫球蛋白可以降低血小板的凝集,增加 APA 清除率。剂量为 400 mg/(kg·d),连续 5 d,每月治疗 1 次,或 1 g/(kg·d),连续 2 日,每月治疗 1 次。

(2)同种免疫型:①适应证。≥3 次早期流产,排除染色体异常、生殖道畸形、感染、内分泌等其他致病因素;患者血清中封闭抗体缺乏呈阴性结果,且无自身抗体;无输异体淋巴结细胞禁忌证。②免疫原选择。反复性流产免疫治疗的免疫原有多种,丈夫或无关个体的淋巴细胞、白细胞、单核细胞以及分离的滋养叶细胞,均可作为免疫原。但在丈夫有感染、肿瘤等禁忌证时,可采用无关个体的淋巴细胞作为免疫原,其疗效与丈夫淋巴细胞免疫无差异。③方法。治疗从孕前开始,每次分离丈夫或供者淋巴细胞数为(20~30)×10⁶/mL,给女方前臂皮内或皮下注射,每隔 3 周一次,每 4 次为一免疫疗程,末次治疗后 2 周复查封闭抗体,若正常,可考虑妊娠,妊娠后宜再巩固 2 个疗程,直至妊娠 16 周。

第十二节　复发性自然流产

流产通常是指妊娠不足 28 周且胎儿体质量不足 1 000 g 而终止者。由于妊娠 20~28 周且胎儿体质量在 500~1 000 g 的流产,胎儿有存活的可能,也称为"有生机儿",因此,美国等把流产定义为妊娠不足 20 周而终止者。流产分为自然流产和人工流产两大类。自然因素导致的流产称为自然流产,由机械或药物等人为因素终止妊娠者称为人工流产。复发性流产是指连续 3 次或 3 次以上自然流产者。有学者建议,将连续 2 次或 2 次以上自然流产作为复发性流产的诊断。他们认为 2 次流产后再次流产的概率与连续 3 次流产后相同。国内、外对于大量复发性流产患者进行回顾性研究发现,发生 2 次自然流产和 3 次以上进行的病因检查中,所查出疾病的发病率基本相同。因此,发生 2 次连续的自然流产后即进行病因检查是必要的,特别是对于高龄妇女和原发性、复发性流产,这样可以尽早地找到可能的原因,并针对病因进行治疗,以减少再次妊娠失败给患者带来的身心伤害。

大部分复发性流产发生在妊娠早期,尽管腹痛和阴道出血等流产症状可能出现在 10 周之后,但妇科超声可识别出胚胎的生长终止于妊娠 10 周之前。有相当一部分复发性早孕期流产与胚胎的非整倍性相关,而胚胎的非整倍性与偶然发生的流产关系更加密切。小部分复发性流产发生较晚,但一般不会晚于 15~16 周。

一、病因病理

复发性流产病因复杂,主要包括染色体异常、子宫解剖异常、感染因素、内分泌异常、血栓前状态、免疫紊乱等。其中有 40%～60% 的患者病因不明,临床上称为"原因不明性复发性流产"。近年来的研究表明,原因不明的复发性流产大部分与免疫功能异常有关。

(一)染色体因素

染色体异常是早期复发性流产的主要原因,包括患者夫妇染色体异常和胚胎染色体异常。流产物常为空孕囊或结构异常的胚胎。

1.夫妇染色体异常

正常人群中染色体异常的发生率为 0.5%,复发性流产患者夫妇一方出现染色体异常的发生率为 2%～8%,其中女方染色体异常发生率高于男方 2 倍。常见的夫妇染色体异常有平衡易位,其中相互易位最多,约占 65%,其次为罗伯逊易位,约占 35%。由于平衡易位携带者自身无明显的遗传物质丢失,所以表型正常。但在生育下一代时,其生殖细胞在减数分裂过程中会产生遗传不平衡的配子,由于破坏了基因之间的平衡,引起胚胎发育障碍,造成流产。遗传学统计,若夫妇一方为平衡易位,下一次妊娠时,胚胎染色体正常者占 1/18,携带者占 1/18,其余均不正常。

2.胚胎染色体异常

据统计,有 46%～54% 的自然流产与胚胎染色体相关。流产发生时间越早,胚胎染色体异常的发生率越高,在早期流产中胚胎染色体异常约占 53%,晚期流产中约占 36%。胚胎染色体异常包括数目异常和结构异常,以数目异常多见。数目异常包括染色体三体、X 单体和常染色体单体等。结构异常主要是染色体易位、嵌合体等,染色体倒置缺失和重叠也有报道。近年来在动物研究中发现,有一些单基因突变可以直接导致胚胎死亡,这类基因也称"致死基因"。

(二)子宫解剖结构异常

子宫解剖异常导致的复发性流产占 12%～15%,包括各种子宫先天畸形、宫腔粘连、子宫肌瘤或子宫腺肌病及宫颈功能不全等疾病。这些因素导致的复发性流产大多为晚期流产(常发生于 13 孕周后)或早产,流产时胚胎组织比较新鲜。若相关解剖结构异常未得到纠正,则流产的复发率较高。

1.子宫畸形

子宫畸形的种类多,与流产相关的主要有纵隔子宫、双角子宫、单角子宫及子宫发育不良。在众多的子宫畸形中,以纵隔子宫最常见,约为 75%,也最易致生育失败,妊娠流产率为 26%～94%。纵隔子宫是双侧副中肾管融合后,纵隔吸收的某一过程受阻所致。纵隔黏膜血管呈放射状,血液供给不足,孕卵着床于纵隔,结缔组织可造成蜕膜与胎盘形成不良引起流产。纵隔肌纤维多,不协调地收缩也可引起流产。纵隔子宫可伴有宫颈肌肉与结缔组织比例失衡,使宫颈功能不全的发生率增高,增加晚期流产或早产的机会。此外,纵隔子宫的雌、孕激素受体缺乏,易引起子宫收缩。

双角子宫是两侧副中肾管未完全融合所致。双侧部分或完全分离的内膜腔连于一个宫颈。双角子宫约占子宫发育异常的 25%。按 Buttram 分类,在宫颈内口处分开为完全双角子宫;在宫颈内口之上任何部位分开为不全双角子宫。子宫双角距宫颈内口远近不一,双角分离的程度也不相同。双侧宫角之间有位置不同的交通。双角子宫妊娠结局较差,流产率为 28%～61%,早产率为 14%～30%。

单角子宫是因一侧副中肾管未发育而成,占子宫发育异常的 1%～2%。单角子宫多位于右侧,原因不明。65％单角子宫合并残角子宫。单角子宫只有一侧子宫动脉,血液供应不足,内膜受体缺乏;发育不良的子宫腔狭小,妊娠后宫腔压力大,易发生中孕期流产及早产,流产率为21％～48％,较双角子宫与纵隔子宫流产率低。

2.宫腔粘连(IUA)

宫腔粘连(IUA)是指子宫腔相互粘连,见于各种原因所致的子宫内膜和肌层损伤。临床表现为月经减少,甚至闭经及流产、不孕等症状。正常情况下,子宫腔的前后壁紧贴,因内膜完整,不会发生粘连。月经时,子宫内膜功能层剥脱,基底层仍保持完整,也不会发生粘连。任何创伤引起子宫内膜基底层脱落和损伤均可致子宫壁相互黏着形成粘连。导致损伤的因素有:①物理因素或化学因素对内膜的直接损伤(如吸宫术、刮宫术、电切、电凝、微波、激光、热球、冷冻、射频、化学腐蚀等);②子宫内膜结核;③子宫血管的结扎、栓塞;④盆腔放射治疗。其中,以器械对内膜直接损伤引起的宫腔粘连最常见。重度宫腔粘连常导致不孕,轻、中度宫腔粘连与流产的关系密切,可能与宫腔变形、内膜受损、血液供给不足、蜕膜与胎盘形成不良和宫腔狭小有关。

3.宫颈功能不全

宫颈功能不全是先天性或后天性宫颈内口形态、结构和功能异常引起非分娩状态下宫颈病理性扩张的现象,是引起晚期复发性流产、早产的重要原因。妊娠妇女宫颈功能不全的发生率为0.05％～0.8％,初产妇少见,多见于经产妇。发病原因包括以下几点。

(1)分娩损伤:自然分娩、助产或剖宫产术时都可能造成宫颈内口损伤,如急产、巨大儿、子宫口未开全行臀位牵引术、产钳术等。有研究发现,宫口开大5 cm以上行剖宫产术时,子宫下段切口低有可能对宫颈功能造成影响,建议胎头下降宫口开大行剖宫产术时,下段切口的位置稍高为宜。中期引产时由于宫颈不成熟,弹性差,当宫缩过强时,容易造成宫颈损伤。

(2)人工流产时扩张宫颈粗暴。早孕人工流产时,应该按照扩宫棒的标号,由细到粗轻柔地逐渐扩张,否则容易损伤宫颈,造成创伤性宫颈功能不全。

(3)宫颈锥切术后。宫颈锥切术后是否引起宫颈功能不全,与锥切术后颈管的长短有关。

(4)宫颈发育不良。先天性宫颈发育不良,宫颈的胶原纤维减少,胶原/平滑肌的比率降低,致使宫颈维持宫内妊娠物的能力降低。有研究认为,孕期服用己烯雌酚的孕妇所生女婴发生宫颈功能不全的比例高,可能与己烯雌酚通过胎盘,影响宫颈胶原纤维的构成有关。

4.子宫肌瘤

子宫肌瘤并不一定都引起流产,主要受肌瘤大小和位置的共同影响。有时肌瘤较大的也能正常妊娠和分娩,但有时肌瘤很小却能引起不孕或流产。肌瘤导致流产的机制包括:肌瘤使宫腔变形、刺激子宫肌肉的收缩;肌壁间肌瘤影响子宫内膜基底层的血供,子宫内膜血循环障碍可导致内膜组织成熟障碍、内膜增生、糜烂,从而影响孕卵着床发育;黏膜下肌瘤有出血、糜烂甚至坏死,可引起月经过多,影响孕卵着床。

(三)感染因素

女性生殖道多种病原体感染均可引起自然流产。能引起复发性流产的病原体往往持续存在于生殖道,但很少产生症状,这些病原体能直接或间接导致胚胎死亡。生殖道逆行感染一般发生在妊娠12周以前。常见的病原体有支原体、衣原体、弓形虫、淋球菌、单纯疱疹病毒、风疹病毒、巨细胞病毒等。解脲支原体和人型支原体是生殖道感染的常见病原体,主要通过性传播。当解脲支原体感染宫内胚胎和羊膜时,解脲支原体产生的磷脂酶A、磷脂酶C,使细胞膜中游离的花生四烯酸释放，而后者是合成前列腺素的必需前提物质，引起宫缩，导致流产。解脲支原体能在妊娠全过程定位于滋养细胞内增生，并可诱发相应细胞结构的改变，以至于干扰胎儿的正常发育。巨细胞病毒（cytomegalovirus，CMV）和疱疹病毒（herpes simplex virus，HSV）可引起早期胚胎组织染色体着丝粒点结构畸变和染色体数目变异，染色体着丝粒点结构和染色体数目变异之间具有相关性，即若染色体着丝粒点畸变率增高，染色体数目变异也随之增多，而染色体畸变是引起胚胎异常的主要原因。若育龄女性在孕前或孕早期感染上述病毒，可导致早期胚胎组织细胞染色体分裂异常，从而引起流产。

此外，解脲支原体及沙眼衣原体感染会影响男方精液质量，与习惯性流产的发生有一定的相关性。

（四）内分泌异常

内分泌异常所致的复发性流产占 12%～15%，主要为妇科内分泌异常，如黄体功能不全、多囊卵巢综合征、高催乳素血症等，严重的内科内分泌紊乱也可导致流产，如糖尿病、甲状腺功能亢进或甲状腺功能减退等。

1. 黄体功能不全

在内分泌异常所致复发性流产中，黄体功能不全发生率占 20%～60%。黄体中期黄体酮值低于 28.62 nmol/L，或子宫内膜活检与月经时间不同步，相差 2 d 以上，即可诊断为黄体功能不全。黄体酮分泌不足可引起妊娠蜕膜反应不良，影响孕卵着床发育，导致流产。

2. 多囊卵巢综合征（PCOS）

在内分泌异常所致复发性流产中，多囊卵巢综合征的发生率高达 58%，其中有 56% 的患者呈黄体生成素（LH）高分泌状态。多囊卵巢综合征是一种发病多因性、临床表现呈多态性的内分泌综合征，其主要内分泌特征包括雄激素过高、LH 升高、促性腺激素比例失常及胰岛素抵抗等。这些内分泌异常，尤其是雄激素和 LH 升高，会导致卵子和子宫内膜异常，影响胚胎着床而导致流产。

3. 高催乳素血症

高水平的催乳素可直接抑制黄体颗粒细胞增生及功能，使黄体期缩短，黄体酮分泌不足。高催乳素血症还会影响子宫局部催乳素（PRL）水平，影响胚胎发育，造成流产。

4. 甲状腺功能紊乱

甲状腺功能亢进或低下均可引起流产，抗甲状腺抗体被认为是流产风险增高的标志物。甲状腺功能紊乱常伴有生殖内分泌异常，如排卵障碍和黄体功能不足；早期妊娠代谢对甲状腺激素的需求增加。因此，甲状腺功能紊乱可能会导致流产。

5. 糖尿病

糖尿病可以引起血管病变，导致子宫内膜血运不良，使胚胎发育受阻。有资料表明，显性糖尿病自然流产率较正常人增加 3 倍，胰岛素依赖型糖尿病复发性流产率约为 30%。

（五）血栓前状态

血栓前状态（PTS）是指由多种因素引起的止血、凝血、抗凝和纤溶系统功能失调或障碍的一种病理过程。病理生理学表明，血栓形成是在血管内皮细胞、血小板、凝血、抗凝、纤溶系统及血液流变学等多种因素改变的综合作用下发生的，这些因素的变化都可以导致血栓形成。不同原因血栓前状态的具体作用环节不同，但最终都可引起凝血功能的异常增高和纤溶功能的降低，形成高凝状态。血液高凝状态可能导致子宫胎盘部位血流状态改变，局部组织易形成微血栓,形成胎盘纤维沉着、胎盘梗死灶,从而引起胚胎缺血缺氧,最终导致胚胎发育不良或流产。

根据病因不同,目前主要把血栓前状态分为遗传性和获得性两类。前者是由于凝血、抗凝和纤溶有关的基因突变造成,如凝血因子V突变,活化蛋白C抵抗(APCR),凝血酶原基因突变,蛋白C缺陷症、蛋白S缺陷症等;后者主要是抗磷脂抗体综合征(APS)、获得性高同型半胱氨酸血症及机体存在各种引起血液高凝状态的疾病等。

1.遗传性血栓前状态

(1)活化蛋白C抵抗(APCR):活化的蛋白C是一种丝氨酸蛋白酶,是凝血因子Ⅴa及Ⅷa的生理性抑制因子。APCR是由于活化的蛋白C无法有效地水解、灭活Ⅴa、Ⅷa,使得凝血酶原复合物、凝血酶生成增多,从而造成体内高凝状态。

(2)凝血因子Ⅴ基因突变:是一种常染色体显性遗传病。此突变能削弱人体自身抗凝系统,产生活化蛋白C抵抗。正常凝血机制下,活化蛋白C裂解凝血因子Ⅴ,当因子Ⅴ突变,其对活化蛋白C反应降低,裂解受到抑制,导致血栓形成倾向。

(3)凝血酶原基因突变:也是一种常染色体显性遗传病,此种变异导致血循环中凝血酶原水平增高$1.5\sim2$倍,血栓栓塞危险性增大。

(4)蛋白C缺陷症和蛋白S缺陷症:两种均为常染色体显性遗传。蛋白C是肝合成的维生素K依赖性丝氨酸蛋白酶抑制物,凝血酶及胰蛋白酶均可激活蛋白C,激活的蛋白C称为活化蛋白C,具有抗凝和促纤溶作用。蛋白C缺陷提示凝血活性增强,纤溶活性降低,是血栓形成的原因之一。蛋白S是活化蛋白C发挥抗凝作用的一个重要辅因子,加速活化蛋白C灭活因子Ⅴa、Ⅷa。蛋白S缺陷同样造成血栓形成倾向。

2.获得性血栓前状态

(1)抗磷脂抗体综合征(APS):目前认为,抗磷脂抗体(APA)引起血栓形成可能有以下途径:①通过与β_2糖化蛋白1结合干扰其抗凝功能;②阻止前列环素的合成,使血栓素/前列环素比值失调,引起全身和胎盘血管的痉挛缺血,血栓形成;③增加血小板活性因子合成,促进血小板聚集,加速血栓的形成;④活化的蛋白C可降解某些凝血因子起到抗凝作用,而APA可以通过抑制蛋白C的活性导致血栓形成;⑤干扰纤溶酶原激活药的释放,抑制纤溶酶原向纤溶酶转化,引起纤维蛋白聚集。

(2)获得性高同型半胱氨酸血症:最常见的原因是食物中缺乏同型半胱氨酸代谢中必需的辅助因子,如叶酸、维生素B_6或维生素B_{12}。

(六)免疫紊乱

近年生殖免疫研究表明,复发性流产的病因$50\%\sim60\%$与免疫紊乱有关。随着对免疫性复发流产机制的研究和治疗的发展,目前治疗成功率已超过90%。关于免疫性流产的分类,一般可分为自身免疫型和同种免疫型两类。

1.自身免疫型复发性流产

自身免疫型复发性流产可以被看作是一种自身免疫性疾病,其主要依据为复发性流产患者体内可以检出自身抗体。主要见于抗磷脂抗体综合征、系统性红斑狼疮、干燥综合征三种疾病,常见的自身抗体为与其相关的三种自身抗体:抗磷脂抗体、抗核抗体、抗可提取性核抗原。目前,对于抗磷脂抗体与复发性流产关系的研究最为深入。作为自身抗体,抗磷脂抗体也是导致血栓前状态从而引起复发性流产的主要原因。

另外,其他自身抗体的形成也与复发性流产相关。母儿血型不合时,穿越胎盘屏障的胎儿红细胞可使母体致敏,产生相应抗体。异常增高的血型抗体作用于滋养层细胞,或通过胎盘进入胎儿体内,导致胎儿、胎盘多器官组织细胞损伤,从而导致自然流产;透明带抗体是不孕症的重要原因之一,也可导致复发性流产。由于抗透明带抗体可损伤含透明带的孕卵,着床后的孕卵因前期损伤不能正常发育,从而导致自然流产;正常情况下,精浆及精子内都存在强有力的免疫抑制因子。当免疫抑制作用不足或缺陷时,母体产生抗精子抗体,后者可活化巨噬细胞等免疫活性细胞,破坏受精后的早期胚胎发育,导致早期自然流产。

2.同种免疫型复发性流产

同种免疫型复发性流产是指母体对胚胎的父系抗原识别发生异常,从而产生免疫低反应性,导致母体封闭抗体或(和)保护性抗体缺乏,产生细胞免疫及体液免疫异常,使得胚胎遭受免疫系统的攻击而造成流产。现代生殖免疫学认为,由于胎儿 1/2 基因来源于父系,故可认为正常妊娠是一种成功的半同种移植。母体免疫系统对胚胎之父系抗原(相对于母体来说是外来抗原)识别所产生的反应是免疫营养和免疫防护而非免疫攻击,表现为一种特殊类型的外周免疫耐受,即妊娠免疫耐受,孕期产生适当的封闭抗体和保护性抗体,可使胚胎免遭排斥,使妊娠可以继续。同种免疫型复发性流产主要呈现封闭抗体缺乏。正常孕产妇血清中的封闭抗体主要是针对胚胎表面人类白细胞抗原(HLA)及主要表达于滋养层细胞的滋养细胞淋巴细胞交叉反应抗原(TLX)而产生的,可通过与相应抗原结合而防止胚胎父系抗原被母体免疫系统识别和杀伤,从而维持正常妊娠。正常妊娠时,合体滋养层细胞的 TLX 可进入母体,刺激母体产生针对 TLX 抗原的封闭抗体,后者可与滋养细胞表面 TLX 抗原结合,使胎儿胎盘免受母体免疫系统攻击。如 TLX 在滋养细胞与母体相容性高,不足以刺激母体产生保护性封闭抗体,最终可导致自然流产。

(七)其他女性相关因素

除了上述 6 种复发性流产相关原因外,复发性流产还受许多其他因素的影响:①环境中的不良因素,如有害化学物质的过多接触、放射线的过量暴露、严重的噪声和振动等;②不良心理因素,如妇女精神紧张,抑郁程度高,消极情绪严重,情感控制能力低,对再次妊娠产生恐惧感、紧张、悲伤等不良心理刺激通过神经内分泌激素系统,使内环境改变,可影响胚胎的正常发育;③过重的体力劳动,酗酒、吸烟、吸毒等不良嗜好。

(八)男性因素

对于复发性流产的研究,目前主要集中在女性方面。这种集中于流产女性患者的病因筛查模式可能会忽略患者丈夫的遗传学因素。由于男性配子基因内容占据胚胎的一半,复发性流产可能存在男性因素。主要包括男性染色体因素、精子因素、男性年龄、外部暴露因素等方面。目前研究较多的是男性染色体核型的异常。

二、诊断

目前,临床上要求对复发性流产的病因进行全面、系统的筛查,包括对于染色体异常、子宫解剖异常、感染因素、内分泌异常、血栓前状态、免疫紊乱筛查。病因筛查中,要做到详细询问病史,常规的妇科检查及相关的实验室检查。

(一)染色体异常引起复发性流产的诊断

染色体异常的诊断包括夫妇双方染色体及胚胎染色体核型分析。胚胎染色体核型分析可明确本次自然流产的原因。若胚胎染色体异常,夫妇双方染色体正常,则提示胚胎的染色体异常为偶然事件;若反复胚胎染色体异常,则提示有夫妻的染色体基因异常。

(二)子宫解剖异常引起复发性流产的诊断

1.子宫畸形

检查主要采用妇科超声检查,个别情况下还需要腹腔镜检查或子宫输卵管碘油造影。宫腹腔镜联合检查是诊断纵隔子宫的金标准。

2.宫腔粘连

确诊宫腔粘连主要靠询问病史和辅助检查。常见症状是宫腔操作后月经量减少、持续时间缩短甚至闭经及痛经、不孕、流产、早产史等。辅助检查包括输卵管碘油造影、妇科超声及宫腔镜检查。其中,宫腔镜是诊断宫腔粘连最准确的方法,宫腔镜直视下检查不仅可排除输卵管碘油造影的异常结果,还可确定粘连的部位、范围、性质和程度,是诊断宫腔粘连的金标准。

3.宫颈功能不全

本病多表现为孕中期无诱因的突发胎膜早破,然后很快分娩,胎儿往往没有畸形,只是由于周数过小而无法存活。以后流产发生时间常比前次更早,且产程常比前次更短。怀疑宫颈功能不全时需于孕前做确诊实验,从而更好地指导治疗。在行宫颈有关检查之前,需排除是否存在感染因素。检查方法如下。

(1)子宫输卵管碘油造影:可反映宫颈内口情况,如颈管内径$\geqslant 0.5$ cm,即有诊断意义。同时,还可了解输卵管和宫腔情况。最好选择在黄体期行造影检查,因为排卵后在黄体酮作用下,宫颈内口呈自然闭合状态,能更准确反映内口的状况。

(2)8 号扩宫棒无阻力实验:8 号扩宫棒通过宫颈内口可诊断宫颈功能不全。有晚期流产或早产史的妇女,如宫颈内口能顺利通过 6 号、7 号扩宫棒,应高度怀疑宫颈功能不全。

(3)宫腔镜检查:可见宫颈内口区常丧失其环状结构,同时可观察到宫腔异常改变。在宫腔镜检查前先做扩宫棒试验。

(4)Foley 导管牵拉试验:将 Foley 导管放入宫腔,向导管囊内注入 1 mL 水,使其直径达6 mm。如此囊能容易地被牵拉出宫颈内口(牵拉力<600 g),即可疑宫颈功能不全。

4.子宫肌瘤

子宫肌瘤是妇科常见病之一,复发性流产患者应行妇科超声检查了解是否存在子宫肌瘤,根据子宫肌瘤的大小、位置、数目、宫腔是否变形及流产的特点,判断是否与流产有关。

(三)感染因素引起复发性流产的诊断

复发性流产患者再次妊娠前应进行 TORCH 检查,其包括弓形体、风疹病毒、巨细胞病毒、单纯疱疹病毒。或做病原体分离培养,以排除相应的致病因素。目前,我国最方便、最常用的 TORCH 检测方法是采用 ELISA 酶免疫诊断技术,检测人体血清中的特异性 IgM、IgG 抗体。由于 IgM 为早期感染指标,IgM 阳性则作为初次感染的诊断指标,IgG 阳性则提示既往感染。

(四)内分泌异常引起复发性流产的诊断

1.病史和体检

询问有无不孕史、流产史、月经失调病史,有无甲状腺疾病、催乳素瘤、糖尿病和多囊卵巢综合征病史;体检有无肥胖、多毛和棘皮征、溢乳、甲状腺肿大等,可提供有关内分泌紊乱的线索。如月经周期短于 21 d,伴不孕,可能存在黄体功能不足。

2.基础体温测定

每天测量晨起时的静息体温,如患者高温相时间短(≤11 d)、上升幅度小(≤0.3 ℃)、高温相上升或下降慢(>3 d),提示可能有黄体功能不全。

3.孕激素测定

黄体中期黄体酮(P)水平可以粗略估计黄体功能。若<15 ng/mL,提示黄体功能不全;在妊娠早期还可用来监测流产,P≥25 ng/mL,提示妊娠情况良好。

4.子宫内膜活检

月经第23天行子宫内膜活检,若内膜发育落后于月经周期2 d以上,或子宫内膜薄、腺体稀疏、腺上皮含糖原少、螺旋动脉血管壁薄,提示黄体功能不全。

5.其他激素测定

测定黄体生成素(LH)、催乳素(PRL)、雄激素水平。通过测定促甲状腺素(TSH)、游离甲状腺素、抗甲状腺球蛋白等的水平,评估甲状腺功能。

6.糖代谢检查

通过测定空腹血糖或(和)糖耐量实验诊断。

(五)血栓前状态引起复发性流产的诊断

在复发性流产患者中,血栓前状态的诊断是一项系统性工程,因其病因众多,且遗传性血栓前状态的病因诊断要依赖于复杂的分子学实验,因此,在目前复发性流产的临床诊疗中,主要是对血栓前状态的血液学变化进行监测。但目前尚未形成关于血栓前状态在血液学检查方面的明确的诊断标准。以下2条可供参考。①分子标志物及血浆凝血功能亢进动态评价。分子标志物(如D-二聚体、纤维蛋白降解产物等)反映机体已经产生轻度凝血-纤溶反应的病理变化。而对虽有相关因素参与,但尚未发生凝血-纤溶反应的患者可用血浆凝血功能亢进动态评价,如血液流变学检测:包括血细胞比容增高、红细胞沉降率(血沉)升高、全血黏度及血浆黏度增高,红细胞电泳时间及红细胞变形指数异常等。②用针对性的药物或手段进行干预后能减低血栓的发生率,异常的实验室诊断指标有改善,乃至恢复正常可提示血栓前状态。

(六)免疫异常引起复发性流产的诊断

1.自身免疫型复发性流产

自身免疫型复发性流产主要包括对抗磷脂抗体、抗核抗体和抗可提取性核抗原这三种常见自身免疫抗体的检测。对于抗磷脂抗体综合征的诊断可见前面所述。

2.同种免疫型复发性流产

同种免疫型复发性流产的诊断至今缺乏特异性检测指标,其方法是排除性诊断。诊断标准主要为:①患者有复发性流产病史;②无活产、死产、死胎史;③经常规病因筛查,排除染色体异常、子宫解剖异常、内分泌紊乱和感染等因素;④自身抗体均为阴性;⑤微量淋巴细胞毒性试验阴性或其他封闭抗体阴性。

(七)男性因素引起复发性流产的诊断

对于复发性流产的病因筛查,应增加对于男性相关因素的检查。男性精液分析及体细胞核型检测为常见检测方法。由于正常的体细胞核型并不能排除精子染色体异常,必要时可行精子染色体检测。

三、治疗

复发性流产的治疗应该针对不同的病因给予相应的方法。不同病因导致的复发性流产治疗预后相差大。内分泌异常导致的流产可得到有效治疗,预后最好,妊娠成功率达90%以上。染色体异常所致的复发性流产尚无有效的治疗方法,仅能进行产前遗传学咨询与诊断,预后最差,再次妊娠成功率仅为20%。其他因素所致复发性流产的预后则介于上述两者之间。近年免疫紊乱所引起的复发性流产的治疗成功率约达90%。

(一)染色体异常引起的复发性流产的治疗

对于染色体异常导致的自然流产目前尚无有效治疗方法,仅能进行产前遗传学咨询和诊断。夫妇双方若为常染色体平衡易位及罗伯逊非同源易位携带者,有分娩正常核型及携带者婴儿的机会,可以妊娠但应作产前诊断;若为罗伯逊同源易位携带者,应避孕或绝育,以免反复流产或分娩畸形儿。

先兆流产时,应根据夫妻双方核型分析决定是否保胎。若每次流产均由于胚胎染色体异常所致,表明流产的病因与配子的质量有关。男方精子畸形率过高者建议到男科治疗,久治不愈者可行供者人工授精。高龄女性胚胎的染色体异常多为三体,且多次治疗失败可考虑做赠卵体外授精-胚胎移植术。

(二)子宫解剖异常引起的复发性流产的治疗

1.子宫畸形

并非所有纵隔子宫的女性都需手术治疗,当患者有复发性流产或早产等生育失败史,并确诊为纵隔子宫,临床考虑子宫纵隔是影响妊娠成功的因素之一时,可以手术治疗。B超或腹腔镜辅助下宫腔镜切开纵隔是子宫纵隔切除的主要术式。双角子宫矫形术为双角子宫的主要治疗方法。

2.宫腔粘连

宫腔镜手术是目前宫腔粘连的首选治疗方法。在宫腔镜直视下,可有针对性分离或切除宫腔粘连带,尽可能恢复患者的宫腔形态,使患者术后恢复正常月经周期,改善妊娠结局。术后可放置宫内节育器及人工周期治疗预防再粘连及促进子宫内膜增生。一般经宫腔镜直视下分离粘连后(不论分离是否完全),均可按宫腔粘连部位放置相应大小的宫内节育器,放置时间至少为2~3个月。

术后均可采用雌-孕激素人工周期治疗,连续2~3个周期。具体用药方法为月经的第5天或使用黄体酮撤退出血的第5天,每日服用己烯雌酚0.5~1 mg,连用20 d,在服用己烯雌酚的第16天(用药的最后5 d)加用肌内注射黄体酮,每日20 mg(或口服安宫黄体酮4 mg,每日3次)。

3.宫颈功能不全

对于宫颈功能不全的治疗目前以手术为主,宫颈环扎术是治疗宫颈功能不全的主要方法。可在妊娠14~18周时实施手术。过早手术由于胎盘功能不稳定,手术刺激易致流产;过晚手术由于子宫明显增大,宫体升至腹腔,宫颈随之升高,加之宫颈本身逐渐变短,操作难度增加,影响手术效果。术前需要做产前筛查以除外胎儿畸形,术后要给予保胎措施,足月后或临产时及时拆除缝线。

4.子宫肌瘤

子宫黏膜下肌瘤一旦确诊,即可行宫腔镜下肌瘤剔除术;壁间或浆膜下肌瘤,则应根据肌瘤的大小、位置、数目、宫腔是否变形及流产的特点,判断子宫肌瘤是否与流产有关,必要时可行开腹或腹腔镜下肌瘤剔除术。

(三)感染因素引起复发性流产的治疗

孕前应根据不同的感染原进行相应的抗感染治疗,需注意妊娠期间用药不当对胚胎的不良影响。

(四)内分泌异常引起复发性流产的治疗

1.黄体功能不全

主要采用孕激素补充疗法,天然孕激素制剂包括黄体酮针剂、口服片剂、阴道栓等。常见的用法:黄体酮 20 mg 隔日或每日肌内注射至孕 10～12 周,或 hCG 1 000～2 000 U,隔日肌内注射 1 次至孕 10～12 周。

2.多囊卵巢综合征

由于对多囊卵巢综合征病因尚未十分清楚,病理生理机制错综复杂、临床表现多样化,对于该病的治疗目前仅限于对症处理,包括降低雄激素水平,建立排卵性月经周期,纠正肥胖和脂代谢紊乱、降低心血管疾病发生的风险、保护子宫内膜、治疗胰岛素抵抗和高胰岛素血症、纠正糖代谢紊乱等治疗策略。氯米芬可诱发排卵促孕,改善黄体功能,是多囊卵巢综合征诱发排卵的首选药物。有许多研究表明,二甲双胍可以降低多囊卵巢综合征患者的流产率及妊娠糖尿病的发生率。

3.高催乳素血症

对于高催乳素血症的治疗,妊娠前用溴隐亭治疗已得到公认,而在妊娠期间是否用药还有争议,有学者认为,从药物可致畸的观点,最好是在妊娠后停用溴隐亭;但也有学者观察妊娠期持续使用溴隐亭,并追踪妊娠期用药出生的 300 例儿童,无不良影响。因此,妊娠后是否使用溴隐亭要权衡利弊。催乳素微腺瘤患者妊娠后如果停用溴隐亭,应每 2 个月复查,如发生头痛、视力损害等,应重新开始溴隐亭治疗。

4.甲状腺功能紊乱、糖尿病等其他疾病

合并甲状腺功能异常、糖尿病等疾病的孕妇,均宜在孕前进行相应的内分泌治疗。甲状腺功能亢进或低下均可引起流产。甲状腺功能减退的孕妇,经过系统治疗使甲状腺功能指标接近正常时,流产率明显降低,常规使用甲状腺素或左甲状腺素钠等进行规范治疗。对于甲状腺功能亢进的妇女,应该在甲状腺功能亢进症控制后再妊娠,孕期密切观察病情变化。糖尿病患者,如围受孕期血糖控制良好,可大大减少流产及胎儿畸形的发生,常规孕前 1～2 个月口服降糖药改为胰岛素注射。

(五)血栓前状态引起复发性流产的治疗

低分子量肝素(low molecular weight heparin,LMWH)单独用药或联合阿司匹林是目前主要的治疗方法。许多文献报道指出,单独应用阿司匹林临床效果不及单独应用 LMWH 或者二者合用疗效好。阿司匹林一般从孕前开始使用,维持整个孕期。常用剂量为 75～100 mg(每日 1 次)。阿司匹林孕期合理使用无明显不良反应,且无导致胎儿畸形现象。LMWH 的使用可分为预防量和治疗量两种。如果无近期血管栓塞表现或相关病史的患者,推荐使用预防量;而有近期血管栓塞表现或相关病史的患者,则提倡使用治疗量。有学者提出,在 APS 孕妇的 LMWH 用量:预防量为依诺肝素 40 mg,每日 1 次,达肝素 5 000 U,每日 1 次;或者依诺肝素 30 mg,每日 2 次,达肝素 5 000 U,每日 2 次。而治疗量则根据体质量用药:依诺肝素 1 mg/kg,每日 2 次,达肝素 200 U/kg,每日 2 次。或者居中用药量为:16 周前,依诺肝素 40 mg,每日 1 次,达肝素 5 000 U,每日 1 次;16 周后,则改为依诺肝素 40 mg,每日 2 次,达肝素 5 000 U,每日 2 次。目前,临床常用于 RSA 的 LMWH 主要是依诺肝素和达肝素,一般为达肝素 5 000 U,每日2 次,或依诺肝素 40 mg,每日 2 次(二者均为皮下注射用药)。

使用 LMWH 常从妊娠早期开始。可选择在血 β-人绒毛膜促性腺激素(β-hCG)诊断妊娠或者超声确定宫内妊娠后开始用药。前者用药时间相对较早,而后者则能排除异位妊娠及同时判断胚胎宫内发育情况,两者各具优点。治疗过程中,如果胎儿生长发育良好,与孕周相符,凝血-纤溶指标检测项目恢复正常,可考虑停药。但停药后必须每月复查凝血-纤溶指标及监测胎儿发育情况,有异常时重新用药。必要时治疗可维持整个孕期,一般在终止妊娠前 24 h停止使用。产褥期是否继续使用 LMWH 存在争议。

有学者提到,在英国,推荐用法是在产后 3～5 d 继续使用肝素(尤其是剖宫产术者);而在美国,推荐用法是到产后 6 周。但另有学者认为,产褥期深静脉血栓的风险非常低,不需常规使用,但在具有产后高血栓风险的产妇中继续治疗,比如剖宫产术分娩者、肥胖者、发生子痫前期者及年龄＞35 岁者等。

(六)免疫异常引起复发性流产的治疗

1.自身免疫型复发性流产

自身免疫型复发性流产主要使用阿司匹林、低分子量肝素、肾上腺皮质激素等治疗。对于抗磷脂抗体综合征的治疗以低分子量肝素、阿司匹林或两种药联合使用为主,方法同血栓前状态的治疗。有研究显示,使用低分子量肝素、阿司匹林或两药联合对于治疗不明原因性复发性流产无显著效果。

2.同种免疫型复发性流产

同种免疫型复发性流产治疗主要采用免疫刺激,使用淋巴细胞注射主动免疫治疗,刺激封闭抗体的产生。目前,多采用丈夫淋巴细胞或无关第三个体淋巴细胞经皮下注射免疫疗法。淋巴细胞供者应符合国家对献血员所规定的健康条件,并在主动免疫治疗前做知情同意谈话。治疗从孕前开始。国外多采用孕前、孕后各免疫 4 次,间隔 3 周。第一疗程结束后,鼓励患者在 3 个月内妊娠,若获妊娠,则再进行 1 个疗程;若未妊娠,则在排除不孕症的情况下,重新进行 1 个疗程免疫。有研究发现,采用丈夫淋巴细胞的疗效与采用无关第三个体的疗效差异无显著性。

(七)对于复发性流产患者管理

1.针对病因积极预防再次流产

在受孕前,男女双方都应到医院做仔细检查,包括生殖器、染色体、血型鉴定、内分泌等检查。如能找到原因,针对病因进行治疗。妊娠后应早期到医院就诊,针对病因进行安胎处理,孕期定期产检。

2.孕期养成良好生活习惯

作息要有规律,注意休息,避免房事(尤其是在上次流产的妊娠期内),保持情绪稳定。

3.注意卫生

孕妇应该勤洗澡,但是不宜盆浴、游泳等,注意防止病菌感染的出现。

4.合理膳食

要注意饮食方面的选择,应该适当补充维生素及各种必要的微量元素等。

第三章　男性不育症

生育作为人类最基础的工作及功能之一,在人类种族及基因延续中起着不可取代的地位,它的基本条件为规律的性生活,具有正常功能的精子和卵子以及孕育生命的子宫。当缺少相关因素或功能不完备时,人类将无法生育从而导致不孕不育的发生。男性不育症即是在此基础之上,育龄夫妇未避孕一年内由于男性因素未获得妊娠。研究表明,国内不孕症的发病率接近 15% ～20%,其中女方因素占 40%,男方因素占 30% ～40%,男女双方因素占 20%,不明原因占 5% ～10%。由此可见,在不孕症中男方所占比例与女方因素相比并无明显差异,故在不孕症的诊断中,男性作为不可忽视的因素需要积极检查与治疗。

第一节　男性不育症相关发病因素

男性在人类繁衍生殖的过程中和女性一样起着举足轻重的作用,他为生殖过程提供完备的精子,使人类在基因物质的传递中更加灵活与机动,有助于人类种族的进化。在精子的产生传递过程中,必须具备以下几点才能有助于生育:①适宜的性生活;②正常的精子通道及其附属性腺;③功能完善的精子;④能产生足够数量精子的睾丸。人类生殖是一个繁琐复杂的过程,牵涉到男女双方的因素,在世界卫生组织(World Health Organization,WHO)发布的不孕夫妇检查诊断标准手册中列举了大量相关因素,其中将男性不育诊断分为 16 类,在此根据不同诊断探讨相关发病因素。

一、性功能及射精功能

性是人类生育的基础,勃起功能障碍(erectile disfunction,ED)/早泄(prospermia)、不射精(unejaculation)/逆行射精(retrograde ejaculaition)、性欲低下、性厌恶、性欲亢进、性唤起障碍、性高潮障碍、性取向障碍等不同的性功能障碍,对生育均有不等程度的影响。

ED 指过去 3 个月中,阴茎勃起持续时间均不能达到进行满意性交,它是男性最常见的性功能障碍之一。与患者的生活质量、性伴侣关系、家庭稳定密切相关。ED 的发生受年龄、心脑血管疾病、糖尿病、高血脂等躯体疾病,不良生活习惯、药物、手术种族、文化、宗教和社会经济等个人因素以及与性伴侣关系、家居状况等心理和环境因素的共同影响。

据研究显示,在 60 岁以上老年男性中 ED 更为多见。一般认为,随着年龄增加血清雄激素水平明显降低可能是其直接原因。另外,随着年龄的增加,阴茎内部的结构发生改变,血管功能减退;心脑血管疾病、高血压、糖尿病等躯体疾病增加,以及对这些疾病的治疗过程,都不同程度地导致了阴茎勃起功能的受损,从而出现 ED,患者无法完成性交过程。另外,由于 ED 的产生对男性的尊严及心理产生极其复杂的影响,部分患者可作出极端的举动,故在 ED 产生的同时,也间接地影响到了患者体内激素的变化,间接地影响到了精子的质量导致不育。

其他类型性功能障碍均可不同程度地影响生育。例如,早泄患者因无法满足女方的性要求而感到自卑,导致患者情绪低落,影响性激素分泌,性欲异常、性唤起及高潮障碍均因性交的心境及频率异常,导致男方的射精与女方的排卵期吻合概率减小,或女方生殖器在性高潮过程中对精子游动的强烈辅助作用减轻,而不射精或逆行射精则是男性精子直接无法进入女性阴道,失去精子与卵子结合的机会。

二、免疫性因素

对于人体自身而言,精子具有抗原性,对于男性可产生抗精子的自身免疫反应,对于女性可产生抗精子的同种免疫反应,机体为防止发生免疫反应,形成了一套行之有效的防御机制,其中免疫隔离及抑制为主要因素。在男性睾丸周围由致密的血-睾屏障组成一条坚固的防线,阻止精子与免疫系统接触,在精子产生运输的过程中,由于精子膜表面抗原的改变及精浆成分的干扰,使精子处于免疫抑制状态中,在精子到达女性体内后,一群来自阴道的特殊蛋白将精子包裹,增加了对抗精子抗体的免疫抑制作用。而当此类防御机制遭到破坏后,即可增加免疫性不育的概率,例如,炎症、外伤、手术、隐睾、精索静脉曲张、放射性及化学物质接触后,均可导致男性免疫性不育的发生,该反应通过体液及细胞双重免疫表达。

三、不明原因性

由于现有医疗技术条件所限,男性在进行了初步的精液激素、染色体等检查后,仍有一部分患者无法明确病因,故将性生活及射精功能正常并行相关检查后未见明显病因者归为此类诊断,在此诊断之前需先评估女方因素。

四、单纯精浆异常

部分患者在行精液检查时相关精子参数均正常,而精浆的物理性状、生化、内容物等出现异常者,在评估女方因素正常后可诊断为此类不育。

五、医源性因素

各种原因引起的、由于医务人员的操作治疗导致的不育。随着医学研究的进展,人们对生育的要求越来越高。由此普外、骨科、泌尿外科等不同科室的治疗及药物对生育的影响也受到广泛关注。在男性不育病史中需详尽询问相关情况。

六、全身疾病

人体其他系统器官所产生的病变在某种程度上也会影响到生育(如免疫系统、精神及神经系统、消化系统病变等)。这一类具有原发病的不育症,可通过纠正原发病而得以改善。此外,环境因素亦对不育有直接的影响(如高温环境、放射线、环境雌激素、重金属、烟、酒等)。

人的正常体温一般保持在 37 ℃±0.5 ℃,为了适应及缓和自然环境的温度变化,人们创造了各类取暖用品,人为地使自身温度保持在相对恒定的环境中,此环境温度若过高,则会影响精子的发生。精子生成和存活的适宜温度为 35.5 ℃~36 ℃,其对外部环境的热作用较为敏感,当温度过高时可直接损伤睾丸细胞。因此,在高温环境中作业的人员及有隐睾、精索静脉曲张的患者可因阴囊的热散失受到影响,导致睾丸温度升高,损伤男性生育力。

电离辐射包括 X 射线、光子、离子、中子以及质子等。它能使人体内的水分电离、使 DNA、RNA 重要成分断裂,损伤体细胞和生殖细胞。男性的睾丸对核辐射高度敏感,极低的核辐射即可引起精子缺乏,剂量过大则可致不可逆性的无精子症,导致永久不育。另外,核辐射还可引起阳痿和精子变性,导致子代发育畸形。其他类型的辐射(如可见光、红外线、紫外线等)亦对生育有不同程度的危害。其程度大致与波长有关,其中微波危害最大,因其有致热作用,它所影响的睾丸可产生曲细精管的变性、凝固及生殖细胞的损伤,从而影响精子的生成及睾酮的合成,导致不育及睾酮含量降低。

环境雌激素通过食物链或直接接触等途径进入人体,通过竞争与雌激素受体相结合产生类雌激素性效应,使体内激素的合成、释放和运输发生异常。

铅、汞、铬、砷、锰、镉等重金属是一种永久性环境污染物,在环境中具有很强烈的稳定性,它们在人体的心、肺、肾等器官逐步沉积,排出较为困难,引起严重的中毒。随着中毒程度的加重,可出现性功能障碍、弱精症、少精症、性激素异常及无精子症的发生,少部分还可使配偶易发生流产、胚胎停育等妊娠并发症。

烟草、酒精通常一直作为男性的一种标志,在绝大部分男性中流传,目前在女性人群中亦出现大量吸烟及饮酒者。大量研究显示,吸烟者精子形态异常率较不吸烟者明显升高,其可能原因是烟草燃烧后产生的致突变物质,损伤了睾丸的生精细胞抑制性激素分泌,导致精子畸形和精子数量减少。烟草中的烟碱、多环芳烃能降低性激素的分泌,杀伤和降低精子质量,甚至造成睾丸萎缩,阻断精子生成。并且吸烟者中发生性功能障碍者比例明显增高。酒精在人体内经肝和肾氧化成二氧化碳和水,随呼气和尿排出体外,男性饮酒者并发睾丸萎缩、性欲低下和阳痿者占 70%～80%。国外学者曾报道酒精含量在 1.5 g/kg 体质量时,饮酒后 10～16 h,血浆睾酮水平下降约 25%。

七、先天性异常

据研究显示,许多新发现的基因可能与男性原发性不育有关。非整倍体染色体组、Y 染色体微缺失、基因易位、男性雄激素受体(Androgen receptor,AR)基因的点突变和囊纤维化症跨膜传导调节因子(CETR)基因表达缺陷。据估计,约有 2 000 个不同的基因参与了男性生殖及其调节过程。

Klinefelter 综合征是与男性不育相关的最常见染色体异常。其中 93% 的病例核型都是 47,XXY。另外还有 47,XXY/46,XY,48,XXXY 及 49,XXXXY 等核型表现。主要临床症状是精液量极少,睾丸小而坚硬,FSH 水平升高、精子数量减少或无精子。

无精子因子(azoospermia factor,AZF)基因定位于 Y 染色体长臂区域 6 中,它控制着精母细胞的发生,是已知的基因中最常见的男性不育原因。它的缺失可导致严重原发性睾丸功能障碍。通过对 Y 染色体的生理学、遗传学和功能学研究,现已找到 3 个与无精子症有关的区域,分别命名为:AZFa、AZFb、AZFe。删除这 3 个 AZF 区域中的部分序列,精子发生障碍导致不育。AZFa 缺失将表现为唯支持细胞综合征(Sertoli ell on-ly syndrome,SCOS)或早期的生精阻滞;AZFb 全部缺失表现为生精阻滞,主要停留在精母细胞或精子细胞阶段,AZFb 部分缺失时表现为唯支持细胞综合征、无精子症或少精子症。如果同时伴有 AZFa 或 AZFe 的缺失,则表现为 SCOS 或生精阻滞;AZFe 缺失是精子生成障碍的最常见原因,约占 Y 染色体微缺失的 60%,AZFe 区部分缺失时可表现为中度少精或无精。

其他与男性不育有关的基因,如男性雄激素受体基因和囊纤维化症跨膜传导调节因子等,都对男性生育有一定影响,治疗此类病例引起的不育,需根据遗传风险及 PGD 技术的应用决定治疗方案。

八、获得性睾丸损害

由于睾丸位置表浅、发育过程复杂,故极易遭受损伤,从而导致睾丸萎缩,或激发异常免疫反应,此二者均可导致不育。从医学角度看,进行任何外科手术或服用任何药物时,都很少关注生育并发症;从广大群体的角度来讲,生育是理所当然的,无需特别关注。这些对生育预防措施的漠视导致了如今众多无法生育的患者人群。下丘脑、垂体、睾丸及下腹部、会阴区的手术,因可能损伤性腺轴、输精管、睾丸等,均可暂时或永久性影响生育功能,尤其是对于施行了全身麻醉术的患者。西咪替丁、柳氮磺胺吡啶、安体舒通(螺内酯)、呋喃妥英、尼立达唑、水仙碱抗肿瘤化疗药、激素等药物的治疗,也可影响生育功能。此外隐睾、睾丸下降不全、精索静脉曲张、鞘膜积液、催乳素瘤等疾病均可影响生育,需早发现早治疗。

因此,医学工作者须做到以下几点。

(1)向广大群众积极宣传及讲解不育的相关知识,提高知识的普及率,做到疾病的早发现早治疗。

(2)针对神经、腺体及下腹部、会阴区的手术,需关注对不育的影响并及早告知患者,做到提前预防,使相关并发症降到最低;直接针对睾丸的手术必须慎重以减少睾丸的损伤机会;如果条件容许,可与精子库及生殖医学中心联系会诊,最大可能地保存患者生育能力。

(3)使用药物时,对未育患者需选择影响生育最小的药物,如果条件容许,可先不用药物治疗,待日后生育或已保存精子后再行治疗。

(4)化疗、放疗以及须使用对生育有影响的药物时,可先行与精子库或生殖医学中心联系精子保存,以挽救患者生育能力。

九、精索静脉曲张

精索静脉曲张是指精索内蔓状静脉丛呈不同程度的扩张和迂曲,在中青年男性中发病率约为15%。其发病以左侧为主,占70%以上。国内许多学者研究发现,15%~20%的不育男性患有精索静脉曲张。其所致的不育多表现为精子密度低下、活率降低、畸形率升高。

精索静脉曲张致病因素如下。

(1)睾丸局部温度升高,影响精子的发生。大量临床和实验研究已证实,睾丸对温度增高极为敏感,精索静脉曲张时,由于静脉回流不良,可使阴囊内温度升高,而且由于交通支的存在,亦可使健侧睾丸的温度升高。

(2)由于静脉回流受阻,使局部微循环灌注不良,导致阴囊内血液中 CO_2 及乳酸的蓄积,这种因素持续存在时,可导致睾丸内 Leydig 细胞和生精干细胞功能减退。

(3)静脉曲张一般都伴随着静脉瓣膜功能不全或缺损,此类病变可导致局部血液反流,精索静脉曲张亦不例外,严重者可使肾上腺、肾脏的代谢产物,如儿茶酚胺、前列腺素等,通过交通支反流至睾丸。它们不仅使睾丸内小血管收缩,导致睾丸内供血减少,使不成熟精子过早脱落,还可作用于 LH 受体,抑制 LH 活性从而影响睾丸生成前列腺素,还能抑制附睾收缩功能影响精子在附睾的转运与成熟。精索静脉曲张也可损害睾丸 Leydig 细胞、Sertoli 细胞功能导致其分泌的雄激素减少,进而影响垂体 LH 和 FSH 的水平,使下丘脑-垂体-睾丸轴功能异常。

十、男性附属性腺感染

男性附属性腺包括精囊腺、前列腺、尿道球腺。当其发生感染时,可不同程度地影响生育,部分慢性前列腺炎患者还伴有早泄、性欲减退、勃起功能障碍和射精疼痛等症状。由于炎症感染产生的炎症因子及感染所引发的腺体分泌异常,可改变精液中钙、锌、果糖、前列素及多种酶的含量,改变精子的微环境,从而影响精子的功能。男性附属性腺感染是导致男性不育的主要原因之一。此种类型的不育以前列腺炎最常见。

(1)精囊、前列腺及尿道球腺的分泌物组成精浆,给精子供能。当炎症发生时,其产生的病变可破坏精子生存环境,使微量元素、前列腺素果糖等物质分泌锐减,从而导致精子总数、活动力和形态发生异常。

(2)精囊产生的凝固因子与前列腺产生的液化因子使精液在液态与胶体状态之间转变,既有利于精子节约能量,又有利于精子受精能力的提高,炎症的发生可使该变化产生异常,造成精子受精能力低下。在炎症感染的过程中,局部氧自由基的产生与清除机制发生异常,其浓度明显升高造成细胞功能的损害并可破坏细胞的内环境,精子细胞也不例外。正常人生殖系统和精液中含有完善的抗氧化系统,从而使氧自由基的产生和清除保持动态平衡。抗氧化系统包括超氧化物歧化酶、过氧化氢酶、谷胱甘肽过氧化物酶等,酶类抗氧化剂及白蛋白、谷胱甘肽、维生素 C、维生素 E 等非酶类抗氧化剂,这些抗氧化剂可以对抗氧自由基对精子潜在的毒性作用。较高浓度的氧自由基使精浆的抗氧化能力降低,对精子的质量和功能产生潜在的损害。氧自由基导致的不育主要有以下方面:①通过抑制 ATP 的生成,干扰精子的能量代谢,导致精子运动减弱;②产生脂质过氧化物损害精子细胞膜,从而损害精子的功能,使精子膜失去流动性,精子活力下降,顶体丧失及基因复合体结构破坏等;③破坏精子 DNA,使精子的DNA 碎片增加及精子活动力下降。

此外,微量元素及病原微生物对男性不育也有很明显的影响。微量元素中以锌最为重要,Fuse 等通过对男性精浆中锌含量的研究得出:①当精液中精子数量及活力减少时,锌含量相应减少;②精浆中锌浓度与睾酮浓度呈正相关;③与精子形态无关。病原微生物可直接影响精子的活动力及人类精子膜及顶体超微结构的改变,导致精子形态异常,其中研究最多的为沙眼衣原体,它可能通过以下几个方面影响生育:①精液中存在抗衣原体 IgA 抗体;②沙眼衣原体脂多糖可使未成熟的精子死亡;③产生氧自由基;④刺激机体产生体液及细胞免疫反应;⑤增加流产概率。

十一、内分泌原因

人体对自身的调节有两大系统——神经系统和内分泌系统。外界刺激通过神经内分泌调节中枢传递到生殖系统,从而引起一系列与生殖有关的连锁反应,包括第二性征的显现、性行为、生殖细胞的周期性发育等。正常男性的生殖功能有赖于下丘脑-垂体-睾丸性腺轴的调节,一旦该轴功能紊乱,均可引起不育。除了自身病变引起的下丘脑-垂体-睾丸性腺轴功能紊乱外,其他内分泌性疾病、患者自身心理状态及环境,均可间接地影响此轴功能,从而影响男性生殖,部分患者可导致不育。肾上腺疾病和甲状腺疾病也可导致男性睾丸生精功能异常。糖尿病是人体内胰岛素分泌绝对或相对减少而引起的一种糖代谢紊乱性疾病,可使精子生成过程中糖类的利用异常,影响精子的活力及数量。

众所周知,下丘脑是神经内分泌的中心,它将神经调节和体液调节融为一体,是皮质下植物神经中枢。脑垂体可分为神经垂体及腺垂体,神经垂体直接接受上一级中枢神经系统的控制指令;腺垂体产生相应的激素,并接受相关激素的负反馈,调节维持内分泌功能的正常运转。但人类高级中枢的情绪调节(如喜、怒、哀、乐等),均可影响植物神经系统的正常功能,导致下丘脑、垂体轴的变化。

根据 WHO 的研究结果显示,随着人类工业化进程的加快,男性精子的质量及数量均呈下降趋势。因此环境对生殖的影响受到了各国的广泛关注,大量的研究显示,环境污染可直接导致生殖功能的异常,其中尤以环境内分泌干扰物(environmental endocrine disruptors, EEDs)对人类生殖的影响最大。它主要以模拟体内激素的生理、生化作用干扰或抑制内分泌神经、免疫和生殖系统功能,产生可逆性或不可逆性的生物效应。它主要来源于人类的日常生活(如石油、电子、塑料、涂料、农药和某些食物中)。在男性生殖过程中,EEDs 主要通过性腺激素类似物直接或间接地阻碍内源性激素的产生和作用,使下丘脑-垂体-睾丸轴功能异常,部分 EEDs 还直接作用于睾丸,使睾丸支持细胞的内分泌功能遭到破坏,生精细胞发生早期凋亡及破坏,并且可造成精子遗传物质的变性、断裂、染色体数目的改变和结构的畸变,从而导致男性性功能障碍及不育。

十二、特发性少、弱、畸形精子症

特发性少、弱、畸形精子症包括少精症、弱精症、畸形精子症,可单发,也可同时存在,其病程特点为就诊过程中找不到确切病因,而仅有精液分析的异常,发病率占 40%～75%,其可能的影响因素有环境遗传、内分泌、睾丸等。遗传及环境因素检测手段的发展或许能揭开多数病因。对这些患者进行药物治疗尚需商榷,目前大部分药物治疗都以经验性治疗为主,需通过患者的妊娠率分析其可能价值。除药物治疗外,该病患者需进行药物、环境、生活习惯的调整,以利精液质量的回升。

十三、无精子症

无精子症在一般人群中发病率约占 2%,在男性不育症患者中高达 10%～20%,分为特发性无精子症和梗阻性无精子症。其中特发性无精子症是指各种原因引起的睾丸无法产生正常精子的病症。睾丸组织病理学显示,该病从曲细精管损伤到各级生精细胞损伤都可导致该病的发生,其他病理表现还可有生精细胞减少甚至缺失或停滞。但据目前的研究结果显示,在该类患者中部分患者还可表现出睾丸局灶性生精功能,即当一侧睾丸无精子产生时,对侧睾丸可显示出部分甚至正常的生精功能或当睾丸组织学检查未见精子后可于同侧睾丸其他部位检出精子,甚至在唯支持细胞综合征者中也可发现不同程度的生精功能。其发生的因素有无睾症、睾丸发育不良、睾丸下降不良、遗传及后天因素所致的睾丸生精功能衰竭。在此类患者中,最严重的病理改变是严重玻璃化,即曲细精管内没有细胞存在,其次为生精细胞缺失及生精细胞成熟停滞。根据部位不同可分为精原细胞、精母细胞及精子细胞发育停滞,较轻的生精功能改变有生精功能低下、部分生精成熟停滞、局灶性唯支持细胞综合征等。

针对此类患者睾丸活检为其主要检查方式,同时也可作为治疗性取精术使用。由于存在生精功能可能为局灶性,故行睾丸活检时需注意手术时机、手术方式、手术部位的选择,以确保患者的最大利益。当手术同时发现精子者,可同期行睾丸精子冷冻保存,待日后行卵细胞浆内单精子注射(ICSI)治疗,其结局与新鲜精子行 ICSI 的结果无明显差别。睾丸精子细胞及体细胞培养精子行 ICSI 治疗特发性无精症,目前是部分学者的研究方向,但由于其临床结果不理想及克隆人技术的伦理限制,此类技术仍处于实验室阶段。

故在治疗此类患者时需注意如下方面。

(1)血 FSH 与生精功能障碍有关,但血 FSH 水平升高的患者并不能说明该患者生精功能一定受影响。

(2)睾丸手术是患者获取精子的最好方法,但需注意局灶性生精功能的存在,需要时多点穿刺活检,获取精子后应予冷冻保存,以备下一步治疗。

(3)此类患者遗传概率较大,治疗前需行遗传学检查及进行遗传学咨询,使患者明确遗传风险与收益、提高人口质量。

(4)针对获取自身精子概率小的患者,可先行预备供精后,待行 IVF/ICSI 治疗时再行手术取精,以减少局灶性生精致治疗失败的发生。梗阻性无精子症是指睾丸可产生精子,但精液中无精子及生精细胞检出;根据其梗阻的部位不同,可分为睾丸内梗阻、附睾梗阻、输精管梗阻、射精管梗阻。其病理特征为管道阻塞或缺失所致,可与生精功能减退、特发性无精子症并存。也可发生单侧或局部管道阻塞或缺失,但因对生育影响不大或无有效治疗方案而不受关注。此类患者需注意如下方面。

(1)勿轻易行输精管道穿刺,待确定最终治疗不育症方案后,根据患者检查结果行外科重建或直接行 ICSI 助孕治疗。

(2)手术获取精子后应予冷冻保存,以减少患者重复穿刺,且保留患者最大的生育力。

第二节　男性不育症诊断

男性不育症的诊断是建立在夫妇双方均行相关辅助检查后综合判断的结果,需依靠病史、体格检查及相关辅助检查确立。

一、病史

采集、书写男性不育病史是确诊诊断的基础,首先需全面了解既往病史、手术史、发育及生活环境史、家族史、婚育史、性生活史及其他对生育可能造成影响的因素。由于男性不育病因复杂,且很多为未明因素,在整个人体生长发育过程中均有可能造成不育的结局,故不可忽视任何一点异常情况。此外,还要初步了解女方病史及相关检查情况,以排除女方因素造成的不育。不育年限、婚姻状态、性生活及避孕情况是诊断首先需要了解的问题,并通过心理咨询及指导使患者正确了解生育及性知识,克服或排除性功能障碍导致的不育,使后续的检查合理减少患者的经济负担。在此基础上详细询问既往相关检查和治疗情况,尤其是精液的情况。这样可能省去许多重复检查,有利于下一步治疗方案的确定,减少患者在无序的治疗中花费的时间和精力,节约有限的医疗资源。

二、体格检查

对男性体检应在适宜温度的房间内进行暴露良好,并注意保护患者隐私。

（一）全身检查

在男性的全身体检中，尤其要重视患者的身高、体质量及其比例关系和胡须、喉结、体毛等第二性征的发育情况。此类体检有助于发现潜在的遗传性疾病、内分泌性疾病，对该病的诊断具有指导意义。

（二）专科检查

应注意有无生殖器畸形、尿道下裂、瘢痕硬斑、肿块或其他病理改变。患者一般采取站立位，检查睾丸时需注意其大小、质地、压痛及边界情况，按压手法宜轻柔。睾丸下降不良、隐睾须明确其具体位置和发育状况，必要时行 B 超检查。同时需检查患者附睾、输精管、精索静脉及其他异常情况，重点关注有无结节、疼痛或缺如等。

三、辅助检查

男性不育症的辅助检查相对简单、费用低廉，且结果直观可靠。初次就诊的患者一般需行精液活力、密度、形态、抗体检查，根据结果及女性病史和环境影响因素，还需进行顶体反应、透明带试验、低渗肿胀、性激素染色体、Y 染色体微缺失、传染病学等特殊检查。

（一）精液常规分析

精液常规分析包括精液量、pH 值、液化时间、黏稠度、精子密度、精子活力、精子形态等的分析。根据 WHO 第 1 版到第 5 版的"精液检查手册"显示，男性生育力在明显下降，同时也说明男性不育症治疗的规范性越来越强，对疾病的认识更加深刻。综合既往的经验，为了检查结果更加准确，在精液样本的采集过程中必须遵守以下几点。

(1)送检精液必须是一次射精的全量、不可外溢，取精方式以手淫为主，不建议性交中断法取精，严禁使用避孕套等含有杀精剂成分的工具或容器，留取精液如需院外取精，一般于取精后一小时内保温送检；针对须行 IVF/ICSI 助孕治疗的患者，尽量减少院外取精机会，以免造成治疗当日取精困难的发生。

(2)一般于禁欲 2～7 d 时行精液检查，必要时可根据患者具体精液结果，稍延长或缩短禁欲时间。

(3)初次就诊检查精液异常的患者或两次精液检查结果差距较大时，需间隔 7～21 d 后复查。

(4)2 次以上精液检查确诊存在精液异常的患者方可实施实质性治疗，以减少过度治疗浪费医疗资源。精液在采集后首先需要初步的观察，注意颜色、量、黏稠度、气味等。根据 WHO 第五版对精子活力的分级，目前分为前向运动（proressive motility，PR）、非前向运动（non-progressive motility，NP）、不活动（immotility，IM）。针对睾丸的生精功能更加关注于计算一次射精的精子总数，故对精液体积的准确测量提出了更高的要求，推荐使用称重测量法。

（二）精子顶体完整率分析

精子顶体内含有多种水解酶（如顶体蛋白酶、透明质酸酶、酸性磷酸酶等）。在受精时，精子释放顶体酶，分解卵子外周的放射冠与透明带，进入卵子内。顶体酶也能降低宫颈黏液的黏度，提高精子穿透宫颈黏液的能力。精子顶体缺陷与男性不育关系密切。常用方法有人精-卵母细胞相互作用试验、人卵透明带结合和试验顶体反应检测等。

（三）成活率检测

针对预测重度弱精症或 ICSI 助孕患者，通过该项检查明确患者不动精子中存活的精子所占的比例,治疗的成功率及评估高温、化学物品、放射线等外界环境对生育的影响。常用方法有精子尾部低渗肿胀试验(hypotonic osmotic swelling test,HOST)和伊红染色法。

(四)混合抗球蛋白反应试验(MAR)

通过计数高倍镜视野下与包被了 IgG 的绵羊红细胞或乳胶颗粒附着的活动精子数所占的比例来反应抗精子抗体的状态,为免疫性不育的诊断提供依据。

(五)精液生精细胞学检测

根据细胞核的形态和大小,染色质固缩程度以及核浆比例,可将生精细胞分为精原细胞、初级精母细胞、次级精母细胞和精子细胞。精液中生精细胞检查是评价男性生育力的重要指标之一。结合其他相关检查可初步鉴别梗阻性无精子症和非梗阻性无精子症,为下一步治疗方案的确定提供依据,减少患者反复穿刺造成的睾丸损伤,并最大限度地保存无精子症患者仅有的生育能力。该检查也可反映不育症患者睾丸的生精功能,通过分析生精细胞分类,还可了解细胞毒类药物、温度等因素对睾丸的影响。

(六)精浆中性 α-葡糖苷酶测定

精浆中存在两种 α-葡糖苷酶的异构体,其中中性 α-葡糖苷酶仅来源于附睾,酸性 α-葡糖苷酶主要来源于前列腺,后者可被十二烷基硫酸钠选择性抑制,故可单独测定中性 α-葡糖苷酶来反映附睾功能。因其测定可受离心转速、离心时间及禁欲时间影响,在检测时需注意条件恒定。

(七)精浆果糖测定

果糖主要由精囊腺分泌,通过测定其浓度可大致评价精囊腺分泌功能,若精浆缺乏果糖则可提示精囊腺、射精管、前列腺的开口区域结构异常可能,为无精子症患者辅助检查中的重要参考指标。同时由于果糖可为精子的运动提供能量,当其含量降低时可导致弱精症的发生。

(八)精浆酸性磷酸酶测定

精浆酸性磷酸酶活性高低可以反映前列腺的分泌功能。前列腺炎时精浆酸性磷酸酶活性降低;前列腺癌时精浆酸性磷酸酶活性升高。

(九)精浆锌的测定

精浆锌的测定可用于评价前列腺的分泌功能。

(十)生殖内分泌激素的测定

生殖激素水平通常可反映睾丸的功能,尤其是 FSH、T 和 LH。目前常用的检查指标有睾酮(T)、雌二醇(E)、催乳素(PRL)、黄体生成素(LH)、卵泡刺激素(FSH),需早晨空腹检查。血清 T 测定常用于男性性功能障碍、勃起功能障碍、睾丸间质细胞瘤等辅助诊断,E_2 测定可用于男性乳房女性化的诊断;PRL 持续增高者,需考虑患者是否有垂体疾病及服用安定、舒必利及其他可能增高 PRL 水平的药物,必要时检查甲状腺和肾上腺激素,排除相关疾病。

(十一)睾丸活检

无精子症患者因诊断和治疗需要,可考虑实施睾丸活检。常用的几种手术方法有开放手术活检、睾丸细针抽吸术、附睾细针抽吸术等。开放手术活检损伤大,并发症多,睾丸取材量大,用 Bouin 氏液固定。在送病理检查的同时可做涂片细胞学检查,以了解精子存在情况,必要时可保存精子以行 ICSI 治疗。睾丸细针抽吸术以普通注射器为操作器械,穿刺睾丸利用负压将睾丸组织吸出,手术简单,器械普通,价格低廉,相对并发症少,但获得睾丸组织少,病理学检查较困难。该手术可与冷冻保存精子或 ICSI 相结合,以提高患者精子的利用率,保证最大可能地生育自己生物学后代的可能性。附睾细针抽吸术操作方式与睾丸细针抽吸术一致,由于睾丸生成的精子在附睾集中,故此处穿刺获得精子可能性最大,并发症中以加重或出现梗阻性无精子症发生率最高,需重点告知患者获得知情同意。

(十二)遗传性疾病的实验室诊断

染色体异常和相关基因的丢失、突变是引起男性不育的重要原因,患者多表现为无精子症、少精症、性分化异常等,部分患者还可表现为女方反复流产。目前针对遗传学问题在男科领域检查的项目主要有染色体核型分析和特异性基因检测,目前以核型分析和 Y 染色体微缺失为检查和研究的热点。

男性正常的染色体核型为 46,XY,常见的核型异常包括染色体数目和结构的改变,特异性基因包括 Y 染色体微缺失、Y 染色体性别决定区域基因、睾丸决定因子等。这些异常对男性精液的影响从无精症到正常精液状态都可能发生,部分患者只表现出女方反复流产或未见任何异常,故针对此类问题需根据具体情况具体分析,再行遗传学咨询的前提下,为患者提供合理的生育策略。

(十三)尿液及前列腺液常规

部分患者存在逆行射精,即精液反向流入膀胱造成不育,通过尿液及前列腺液的检查可确诊,同时相关成分的改变、圆细胞的异常对诊断附属性腺感染等造成的不育有很大价值。

(十四)生殖系统 B 超

尤其针对隐睾、精索静脉曲张、肿瘤、鞘膜积液等器质性病变尤为重要。另外,B 超还有助于发现生殖系统畸形(如输精管缺如、精囊腺发育不良等),并且通过了解血运情况,可初步掌握患者睾丸生精状态。此外,血常规、肝肾功能等检查有助于发现某些可能对生育造成影响的全身性疾病。精液活性氧物质检测、人卵透明带结合试验、顶体反应 CASA 检测精子形态等试验尚处于探索阶段,主要用于科研,可供临床选用。

四、诊断

生育是男女双方协同完成的一件人生大事,在诊断时需考虑男女双方的患病情况,综合分析作出诊断。由于遗传学细胞学、胚胎学等相关学科发展的局限性及环境毒理学研究得不够深入,目前男性不育症的诊断暂停留在症状诊断,即根据检查结果来描述患者的病情,这就要求男科医师具备科研意识,在临床诊疗过程中善于发现突破点,来促进男科学的发展。

第三节　男性不育症治疗

一、心理治疗

不育症是诸多病因共同作用的结果,心理治疗也需要适宜的环境。由于我国传统观念的影响,男性患者就诊时需要极大的勇气,在面对与自己有关的检查结果时,往往承受能力较女性差。例如,很多无精子症患者悲观绝望甚至自杀。因此,在对男性检查及治疗的同时,需适时地进行心理疏导。从治疗不育症开始心理治疗即贯穿整个过程。首先,对初次就诊的患者,要积极了解性生活情况及平素生活习惯,指导及调整性生活频率,对勃起功能障碍及早泄的患者要鼓励和支持其性能力,适时将两种病症分离,就诊减轻患者心理负担,根据其意愿从需求强烈的病症入手治疗,通过暗示等方式可达到最好治疗效果。其次,根据患者生活习惯及环境指出不育的可能原因,分析利弊,建议其避免或绝对隔离相关因素。第三,抑郁、愤怒、绝望等应激性心理障碍可严重干扰内分泌功能,从而影响男性下丘脑-垂体-睾丸轴功能,使睾丸生精功能异常,家庭成员及同事与患者接触的人员的一言一行均能使患者心理发生巨大改变,故需告知相关人员注意,减少给患者带来压力的行为及指导患者勇于面对压力。第四,生育是夫妇双方共同的责任,需向患者明确无论一方检查结果如何,另一方在准备生育前亦必须检查,根据 WHO 多中心临床研究结果显示,约 26% 的患者夫妇双方可同时存在生育问题。

　　不育症的发生与生活、工作、环境、社会、心理等诸多因素有关,直接影响到患者的心理婚姻和家庭。根据目前的研究结果显示,部分男性不育患者的病因是可以预防的,因此,宣传教育也是男科医师的重要工作之一。针对儿童需关注睾丸发育及下降情况,疝气、精索静脉曲张等影响因素需积极治疗。成人需积极预防性传播性疾病,避免接触对睾丸有害的因素(如化学物品、放射线、高温等),需要进行有损睾丸功能的治疗时(如化疗、放疗及其他特殊药物等),在治疗前可行精子保存。

二、药物治疗

　　药物治疗是男性不育症治疗的重要手段之一。目前所使用的药物有微量元素及抗氧化剂类药物、辅助生精及改善精子药物、性激素类药物等激素类药物,治疗前应常规测定激素水平。通过药物治疗后自然受孕仍是许多医师和患者的追求,尤其是当病因诊断明确且有有效治疗措施时。常用的治疗方式有脉冲式 GnRH 治疗、睾酮反跳治疗(Teslosterone re-bound therapy)、其他内分泌疾病治疗、中医治疗等。临床中使用的药物如下。

(一)促性腺激素治疗

　　主要药物为人绒毛膜促性腺激素(hCG)和人绝经期促性腺激素(HMG)两类。适用于:各种促性腺激素分泌不足导致的原发或继发性不育针对少精及无精子症患者,部分可见明显效果。用法 hCG 2 000 IU,肌肉注射 2~3 次/周,HMG 75 IU,肌肉注射 2~3 次/周,治疗 3 个月为一个周期,可行疗效评估,当精子密度接近正常时停药。单独 LH 缺乏时,hCG 治疗可提高睾丸内和血清睾酮水平,促进精子产生。另外还有脉冲式 GnRH 治疗,通过模拟人体 GnRH 的释放机理,用一微量泵按周期将 LHRH 注入体内,以恢复人体正常的激素周期治疗不育症。

(二)睾酮反跳治疗

　　通过给予外源性雄激素来抑制下丘脑-垂体-睾丸轴,后停用雄激素,反跳性促使 LH 和 FSH 分泌增加,刺激精子产生。一般需用药 3 个月,停药过 3~4 个月精子密度、活力可出现明显改善,但其改善是临时性的,需掌握好受孕时机。用法为每周 1 次,肌内注射庚酸睾酮 200 mg,每天 2 次,口服十一酸睾酮 40~80 mg。

(三)抗雌激素类药物

　　常用于治疗特发性不育,尤以血雌激素水平明显偏高者。该药物在下丘脑、垂体水平与雌激素受体竞争结合,导致 GnRH、FSH、LH 分泌增加。主要刺激 Leydig 细胞产生睾酮,促进睾丸产生精子。克罗米芬(Clomiphene)是合成的非甾体类雌激素拮抗剂,但具有较明显的雌激素效应,常用 25～50 mg/d,口服疗程 3 月。他莫昔芬(Tamoxifen,三苯氧胺)雌激素效应较克罗米芬弱,常用 10～30 mg/d,口服,疗程 3～6 月。

(四)重组人生长激素

通过增强睾丸间质细胞功能来增加精液量,并刺激释放胰岛素样生长因子-1(IGF-1),促使生精过程中自分泌/旁分泌功能的产生,增加精子数量。常用 4 U/d 皮下注射,每周 2～3 次。

(五)多巴胺受体激动剂

血清催乳素过高时,可予以溴隐亭治疗,必要时行 MRI 检查,以排除垂体肿瘤。用法为 2.5～7.5 mg/d,每天 1～3 次,治疗经 1～3 个月复查。

(六)甲状腺素

伴有甲状腺功能减退者,补充甲状腺素可能改善生育力。

(七)糖皮质激素

伴有肾上腺皮质增生的患者,补充糖皮质激素,可减少 ACTH 和雄激素水平,增加促性腺激素释放、睾丸内甾类物质合成和精子生成。

(八)左旋肉碱(Carnitine)

左旋肉碱为西药中较为有效可靠的治疗男性不育的药物,通过排出睾丸附睾中有毒物质来改善附睾功能,并向精子活动提供能量,来提高精子活力,因此用于男性不育的治疗。常用药物有勃锐精和东维力。剂量:1～2 g/d,每日 1～2 次,口服疗程为 3～6 个月。

(九)其他药物

氨基酸、锌、维生素 A、维生素 C、维生素 E、前列腺素合成酶抑制剂等均可用于男性不育症的治疗,主要作用为清除精液中过多的氧自由基,为精子增加原材料及能量。

(十)中医中药治疗

我国传统的中医中药在男性不育症的治疗中有着悠久的历史,积累了丰富的经验,目前常用的药物有复方玄驹胶囊、生精胶囊、五子衍宗丸、麒麟丸、六味地黄丸等中成药。此外,通过脏腑和五行学说,我国的中医医师根据自身的经验总结各自产生了一套相对行之有效的治疗方式。由于此类治疗方法暂无有效的理论支持,大多以经验性治疗为主,故有待进一步总结。

三、手术治疗

通过检查男性不育症患者中有一部分为器质性病变,无法通过药物解决,手术是治疗此类病例的有效方式。最常见的有以下几种手术。

(一)生殖系统畸形或发育异常

常见的有隐睾、睾丸下降不良、无睾症、尿道下裂、尿道瘘等。此类患者自幼即可明确诊断,早期手术常可获得较为理想的治疗效果。其中隐睾或睾丸下降不全者可行睾丸下降固定术,由于该病可逐步造成睾丸曲细精管变形,使睾丸失去造精功能,故手术时机最好选择在 2 岁前。目前相关的手术方式有开放手术,腹腔镜手术等。无睾症是相对于其他病症最严重的一种,在体内未见睾丸组织,明确诊断,治疗以异体睾丸移植为主,可纠正部分患者的内分泌异常,并使患者有生育后代的可能性,此类手术虽无法解决遗传学后代问题,但对患者心理支持的治疗效果十分显著。尿道下裂及尿道瘘是男性外生殖器常见的先天性畸形,此类患者因精液出口异常,可导致阴道内精液量少甚至缺失,引起不育,手术以尿道外口重建术为主,使精液能通过正常位置射出,同时可矫正腹侧屈曲畸形,治疗时机宜选在学龄前。

(二)梗阻性无精子症

梗阻性无精子症包括输精管道先天缺如或不发育、输精管医源性损伤、炎症性梗阻、射精管口先天性狭窄等。目前无精子症是造成男性不育的常见原因之一,据研究其中梗阻性无精子症约占 56%。此类患者具有生育自己遗传学后代的能力,故需积极治疗。常见的治疗方式有输精管道再通术,附睾睾丸取精后行 ICSI 等。输精管道再通术包括输精管吻合术、输精管-附睾吻合术、射精管造口术等,部分医院利用显微外科治疗梗阻性无精子症。该法较常规手术有更高的复通率。此外,幼儿时期因行腹股沟及阴囊区手术导致输精管缺失的患者,往往后期治疗输精管因缺失长度过大而不可重建。单侧输精管异常者,必要时可将该侧睾丸与对侧输精管吻合,以使产生的精子可以排出。附睾睾丸取精后行 ICSI 一般适用于睾丸内梗阻、输精管再通失败、辅助生殖技术取精失败的患者,常用方法有睾丸细针抽吸精子(testicular epididymal sperm aspiration,TESA)、经皮附睾精子抽吸术(percutaneous epididymal sperm aspiration,PE-SA)、显微外科附睾精子抽吸术(microscopie epididymal sperm aspiration,ME-SA)等,以获取精子。目前,由于 ICSI 成功率的显著提高及快速高效的妊娠率,直接获取精子助孕治疗已成为不孕夫妇首选的治疗方式。

(三)精索静脉曲张

精索静脉曲张导致的男性不育,目前常采用精索内静脉高位结扎术、腹腔镜精索内静脉高位结扎术、栓塞术及显微外科结扎术等方式,治疗部分患者有望恢复生育力。

(四)器质性性功能障碍

器质性性功能障碍包括勃起功能障碍和逆行射精。可通过阴茎内动静脉结扎术、假体植入术等促使患者阴茎勃起引发射精。对逆行射精的患者行膀胱颈 Y-V 成型术,部分可恢复正常的精液排出通道纠正逆行射精。

四、人类辅助生殖技术(ART)

ART 是指通过医学方式使不育症患者受孕,包括人工授精、体外受精-胚胎移植及其衍生技术。其中人工授精、卵胞浆内单精子显微注射术是主要针对男性因素造成的不育症。人类精子库与精子超低温保存技术是辅助生殖技术的重要组成部分,通过该技术可使因男性因素造成的绝对不育或染色体基因异常的患者夫妇生育后代。由于人类生殖伦理因素及我国的计划生育政策,实现辅助生育必须符合相关政策法规。

(一)人类精子库与精子超低温保存

人类精子库是国家成立的专门针对男性因素不育的患者夫妇,使其获得自己的后代。它通过超低温冷冻保存技术使精子在 -196 ℃低温中保存,用于治疗不育症预防遗传病和提供生殖保险。

根据精子的不同用途,可分为供精冻存和自体精子冻存。供精是将所保存的精子用于患有不育症的其他患者夫妇,使其获得社会学子女,此类患者包括绝对无精子症及染色体严重异常的患者等。组织捐精的单位进行精液冻存时,应严格按照国家制定的人类精子库技术规范进行,按国家要求建立计算机管理系统对供精进行严格管理。供精只能提供给国家卫健委及各省自治区卫生厅批准的辅助生殖技术单位使用,并对妊娠结果进行随访,保证每一捐精者的精子不能使 5 名以上的妇女受孕。自体精子冻存即是指常说的生殖保险,它是预防环境接触、恶性疾病及遗传病所导致的不能生育或增高后代遗传异常概率的有效方式。如接触核辐射、放射线、自身免疫性疾病或肿瘤需化疗、放疗或手术治疗者,可行精子冷冻保存,防止因放射线及药物造成的睾丸生精功能异常及精子 DNA 损伤造成的不育及高遗传风险率。目前,在临床治疗过程中对长期分居,不射精、极度少精症和无精子症患者也可通过不同的方式收集患者精子保存,以提高患者自身的生育力减少创伤性操作,使其有生育自己遗传学后代的机会。

(二)人工授精

人工授精是指通过监测女方排卵情况,在其排卵前后将男方手淫获取的精子,处理后注入女方的体内、增加精子和卵子结合概率,促使妊娠的一种治疗措施。根据不同的精子来源分为:夫精人工授精(artificial insemination of husband,AIH)和供精人工授精(artifceial in-semination of donor,AID)。由于受孕概率的不同,目前常将精子注入女方宫腔即 IUI,该操作简单,成本低廉,可于基层医院推广。

(三)体外受精-胚胎移植(IVF-ET)及其衍生技术

在治疗不育症的过程中,以 IVF-ET 为代表的辅助生殖技术是一划时代的标志,该技术建立在遗传学、细胞学胚胎学、显微技术及环境毒理学等学科的基础之上。包括体外受精-胚胎移植、卵胞浆内单精子显微注射、植入前遗传学诊断、未成熟卵体外培养、囊胚培养、辅助孵化、供精供卵、配子合子的冻存与复苏等技术。该类技术的出现使部分既往无法医治的患者有了生育的机会,使绝对不育的范围大幅度缩小。IVF-ET 即第一代试管婴儿主要特点,为将夫妇双方的配子均取于体外在实验室的条件下使其受精。这一技术主要是通过避开输卵管环境使患者受孕,主要针对女方因素造成的不孕,男方若精液质量不足以在输卵管受精部分也适用于该类技术。治疗主要包括 5 个过程:降调节、促排卵、采卵取精、受精和胚胎移植。男性在此过程中需提供符合标准的精子质量,且需给予女方大量的心理支持,使其能够顺利结束治疗过程。ICSI 即第二代试管婴儿主要特点,为在第一代试管婴儿采卵技术的基础上通过显微注射技术将一个精子注入到一个卵母细胞内。该技术主要针对男性极度的精液异常患者及精卵不结合患者。由于 ICSI 治疗的患者具有较高的遗传风险,且是人为将精子注入卵子促使受精,故在行 ICSI 前夫妇双方必须排除遗传性疾病必要时进行遗传咨询。PGD 是在第一、第二代试管婴儿基础之上,针对有遗传学异常的患者进行的治疗,主要特点为从已形成的胚胎或其周围组织通过显微技术获取少量细胞,用于遗传学诊断测定,其核型及基因排除异常后将此胚胎进行移植或冻存。该技术主要用于防止遗传性疾病的发生。由于该技术的安全性及对胚胎的影响尚不完全确定,故该技术的使用需严格掌握适应证,术后严密随访。

其他相关衍生技术是对以上几种主要技术的补充,共同形成一个完整的体系,使不育症患者在行辅助生育过程中最大限度地获得自己的后代。通过这些技术,可使无法生育的患者生育,可简化治疗程序极大地减少患者的经济负担。

第四节 生殖健康

近年我国公开发表的数据表明人群精子数量下降。这种迹象说明男性的生育力在下降，如果不加强改善现有的人类生存环境，不育症将会越来越多，甚至可能使男性基本丧失生育能力。此种推断虽有些武断，但人类的生存环境日益恶化，胎儿畸形、流产、胚胎停育等不良孕产结局随其增加。因此，在重视不育症研究的同时，我们更需重视男性生殖健康，将不育症阻止在萌芽状态。

环境激素类似物是目前对精液质量影响最为严重的一类人工污染物。它以类似于激素的作用方式，使人体原有的内分泌失衡，抑制精子的生成或影响其功能。它主要来自石油、电子、塑料、化工原料、农药、化肥等，是近年来男性不育症增加的主要因素之一。据统计，目前90%的环境内分泌干扰物是由饮食进入人体，包括农药残留物、食品加工过程中的添加剂、清洁剂、饮用水及饮料添加剂等，这些物质不易降解，部分物质还可通过生物链的层层富集使浓度激增，进入人体后干扰体内正常激素的合成和生理作用。过多的接触此类物质，可使精液产生极严重的变化，甚至发生无精子症，随着时间的延长有加剧的趋势，若停止接触，大部分患者精液质量将有所改善。此外，随着越来越多的汽车工厂等产生废气的增多，通过呼吸道进入人体的机会也越多。故为了解决此类问题，除了减少有害物质的产生之外，需积极改善环境，保护绿色环境。

随着现代化程度的加深，人造产品越来越多地取代了原有的自然物品，人们的生活越来越向着享受的方向发展，使原有的优良传统丧失。如各种电子设备为人们的生活增添了许多快乐和方便，但同时它所产生的不同波长和频率的电磁波，却引起人体生理功能紊乱，导致头痛、失眠、健忘、流产、胎儿发育不良等。据相关报道显示，长期使用与接触手机的人会导致大脑的萎缩。从生育角度来讲对电磁波敏感的人在长期接触后可导致睾丸内生精细胞的严重异常。

睾丸之所以降入阴囊，是因为高温会对生精功能产生严重影响，它所适宜的最佳温度是35.5 ℃～36 ℃，较体温低1 ℃～1.5 ℃。因此现代的蒸气浴在给人们带来愉悦的同时，也带来了不育的发生。脊髓受伤、下肢麻痹的患者发生不育的原因，大多是由于长期坐位致使阴囊温度过高，睾丸生精功能受到破坏。这类患者可通过分开腿坐位、穿宽松的衣物、适时站立来预防不育症的发生。

吸烟、饮酒自古以来就是男性的象征，很多人以此为荣，目前还有不少女性也加入了该行列。但貌似优良的传统却对生育有着严重的影响，烟草中所含的尼古丁等有害物质，不但直接作用于精子，使精子的质量严重下降，还可使性激素水平减低，影响内分泌轴，使生精功能减退。酒精同样可降低血浆睾酮水平，使性及性腺功能低下，这些患者睾丸活检可见生精上皮尤其是成熟型生精细胞（精子细胞）减少。

放疗、化疗、微生物及其他慢性病史对生育亦有严重影响，从生精功能减退甚至缺失、染色体基因产生变异到流产、胚胎停育等，都可能受此影响。如烷类化合物（苯丁酸氮芥、环磷酰胺等），对精原细胞有抗有丝分裂作用和类放射效应，抗肿瘤药物（长春新碱、长春花碱等），能阻断中期细胞分裂。因此在谈及生殖健康的同时，首先需正确认识环境及自身的生活习惯对生殖的影响，最大限度地为生殖创造一个安全优良的环境。

第四章 采卵与胚胎移植

第一节 采卵术

一、术前准备

(1)采卵术一般在 hCG 注射后 34～36 h 进行。

(2)术前完善白带常规、血常规、凝血全套、心电图检查、阴道冲洗。

(3)术前 10 min 肌肉注射哌替啶(度冷丁)50～100 mg 或咪达唑仑(力月西)5～10 mg。排空膀胱,取膀胱截石位,使用无菌生理盐水反复冲洗外阴和阴道。

(4)术者按常规手术方法刷双手及前臂,穿手术衣,带无尘消毒手套。按无菌操作原则进行手术。

二、手术操作过程

(1)经阴道探头支架置入采卵针,采卵手术操作应轻柔,抽吸卵子负压控制在92～98 mmHg。

(2)穿刺前转动阴道探头,彻底扫查盆腔,了解子宫的位置、子宫内膜的厚度和形态、卵巢的位置和可及度,充分暴露抽吸卵泡的数量。注意和髂血管鉴别,通过转动探头,可以发现血管由"卵泡样"回声转变为长管状的回声。

(3)转动超声探头直到卵泡最接近穿刺线。选择离探头最近的卵泡,找到它的最大直径,采卵针快速而稳固地穿刺入卵巢,由近至远穿刺抽吸,尽量减少穿刺次数,最好每侧卵巢一次穿刺结束。

(4)助手将抽吸在试管内的卵泡液立即放置在恒温试管架上,以便 IVF 实验室人员及时拿取。

(5)采卵后观察患者的一般情况和生命体征,观察是否有阴道流血和盆腔血肿。休息30～60 min,交代医嘱后如无特殊情况可以离院。

三、手术并发症及处理

阴道超声引导下卵巢穿刺采卵术,因为其操作技术简单、超声图像清晰,操作无需麻醉等优点往往容易忽视其并发症。但是这项技术在临床应用过程中并非毫无风险,甚至会产生诸如损伤周围脏器和引起盆腔感染等非常严重的并发症,对 IVF-ET 的治疗结局产生不良影响。

(一)出血

阴道出血常见原因是阴道壁、宫颈穿刺点部位针眼出血,或穿刺针经过阴道壁血管引起,少数由于穿刺针针尖划伤阴道壁或宫颈引起。阴道壁或宫颈穿刺点的少量出血可用纱布压迫止血,1～2 h 取出即可;出血量多时可用血管钳短时钳夹止血。患者通常无明显不适,采卵结束时仔细检查可及时发现。如果损伤卵巢的小血管网或损伤腹腔内或腹膜后血管时,可引起腹腔内或腹膜后出血。腹腔内或腹膜后出血的原因一方面与技术操作人员的超声诊断学知识不足和技术不够熟练有关,另一方面与患者盆腔内脏器解剖位置变异或严重粘连等因素有关。少量出血给予止血药、卧床休息,一般很快止血无需特殊处理;发生大量不可控制的内出血则应立即处理,必要时行开腹手术。

(二)感染

盆腔感染是经阴道采卵术的并发症之一,其发生率为 0.2%~0.5%。穿刺采卵后并发感染的来源主要有如下三方面。

(1)穿刺时将阴道的病原菌带入盆腔,被认为是采卵后感染的主要原因。因此,采卵前充分的阴道准备是避免感染的重要环节。目前各生殖医学中心只采用生理盐水术前阴道灌洗;而避免多次经阴道穿刺、尽量减少卵巢穿刺次数可能是预防盆腔感染的主要措施。

(2)既往盆腔炎病史患者采卵穿刺使原有慢性感染被重新激活,引起病原菌的繁殖。

(3)直接来自肠管损伤引发的病原菌感染,这一感染途径目前尚无临床报道。盆腔感染临床症状一般在采卵后 1~7 d 出现,表现为发热、盆腔腹膜刺激症状,血白细胞尤其是中性粒细胞升高、红细胞沉降率增快。一旦确诊盆腔感染发生,应取消后续的程序,并进行相应的治疗。对盆腔感染征象明显的患者,宜迅速选用广谱抗生素静脉给药,以控制感染,预防妊娠失败。若感染发生于胚胎移植前,可将胚胎冻存以后再进行移植。

(三)脏器损伤

采卵过程中由于操作不当、技术操作不熟练、穿刺针受力后弯曲而改变方向及患者盆腔内炎症使器官粘连而导致解剖位置变异,容易损伤临近的膀胱、肠管、输尿管等,当不可避免地穿过子宫时,也有可能伤及子宫内膜。手术前应排空膀胱及清洁灌肠,手术时遵守操作规程,尽量避开风险因素,对于经阴道采卵困难者可经腹腔镜下采卵,从而减少采卵引起的脏器损伤。

采卵术在辅助生殖技术中起着承前启后的作用,它以此前控制的超排卵效果为基础,又是下一步培养和最后成功妊娠的前提。阴道超声显像监测下采卵较既往使用腹腔镜下采卵有不可取代的优势,是一种安全、有效、相对简便的采卵术式,已成为 IVF 的常规收集卵子的方法。收集尽量多的卵子并不意味着刺激超排卵时卵泡越多越好,因为这可能是卵巢过度反应的表现,而且过高的雌激素水平可能对子宫内膜或胚胎有不良影响。因此应尽量通过提高卵子的回收率,而增加卵子的数目。

第二节 胚胎移植术

精细的胚胎移植对于 IVF 的成功至关重要,因此对临床医师有很高的要求,不仅应具备丰富的宫腔操作经验,还应做到轻柔、准确、快速、细致。胚胎移植在非直视下通过宫颈的过程,因此存在一些潜在的负面影响,包括刺激性子宫收缩引起胚胎即刻或迟缓排出;宫颈黏液阻塞移植管尖端或粘住胚胎,导致胚胎在移植管中遗留,移植管不能插入宫颈内口,胚胎不能被放置到宫腔内,移植管损伤子宫内膜,降低胚胎着床率。因此在胚胎移植时,要尽量减少对子宫内膜的损伤,移植到位,避免子宫收缩排出胚胎。近年来,移植管的改进、技术的熟练、B

超的引导可以降低移植对子宫内膜的损伤,较准确地将胚胎移植到宫腔的最适宜位置。然而,胚胎移植困难,移植过程中宫颈出血、胚胎遗留于移植管等问题仍不可能完全避免。

一、操作过程

(1)根据 IVF 实验室的胚胎质量报告,决定实施宫腔内胚胎移植的确切时间,一般选择第三天或第五天移植。

(2)患者取膀胱截石位,保持膀胱适度充盈。用无菌生理盐水擦洗阴道和宫颈,培养液清洁宫颈管内黏液。

(3)将移植管内管交给 IVF 实验室人员,准备装载胚胎。

(4)在腹式 B 超下观察宫腔线,轻柔地将移植管外管置入宫颈内口等待,将实验室人员提供的含胚胎的移植内管,在 B 超引导下置入宫腔内,内管距宫底 2.0 cm 左右缓慢匀速推出胚胎液,停留 10~30 s 退出,交实验室人员核查。

(5)移植后实验室人员检查内管是否有胚胎遗留,等待复核完毕报告无胚胎遗留后,撤出移植外套管。

(6)移植后患者在休息室平卧 1 h,交代医嘱后可离开医院。

二、胚胎移植技术对妊娠结局的影响

影响 IVF-ET 成功率的因素包括胚胎质量、子宫内膜的容受性、胚胎移植技术。其中胚胎移植是最后一个最关键、最重要的环节,最佳胚胎移植方法和位置的选择是影响妊娠率的关键因素。

(一)移植管类型

移植管类型的选择是否影响妊娠率意见尚不一致,多数学者报道硬移植管较软移植管妊娠率低,且有统计学差异。可能硬管易损伤子宫内膜,导致胚胎着床障碍。Vanveering 等的一项前瞻性大样本研究表明,硬管移植组临床妊娠率为 20.5%,软管移植组则为 27.1%,二者比较无统计学差异(P=0.06),因而认为移植管的类型不影响 IVF 妊娠率。魏兆莲等认为使用软管移植较前用硬管移植,临床妊娠率有很大程度提高。

(二)移植难易程度

胚胎移植过程中,如果移植管容易通过宫颈内口,将获得理想的妊娠率和胚胎种植率,移植外导管进入宫颈内口遇到阻力时,使用硬内导管作引导或纠正宫颈与宫体角度后,即能顺利通过,不影响 IVF/ICSI-ET 的临床妊娠率。但困难胚胎移植即导管反复多次操作进入宫颈内口,明显降低临床妊娠率,胚胎移植容易者较胚胎移植困难者妊娠率高 1.7 倍。同时移植困难者较长的操作时间可能刺激内源性催产素的释放,增加子宫收缩,排斥胚胎,引起临床妊娠率下降。

(三)胚胎移植位置

目前对胚胎移植的最佳位置尚存在争议。传统观点认为胚胎移植位置应在距宫底 0.5~1.0 cm 最佳。由于不同患者的子宫大小、形状以及子宫腔大小、形状、宫颈与宫体的比例各不相同,仅仅以胚胎距宫底的距离作为探讨对象并不严谨。2005 年 Gergely 等提出最大种植潜能位点(maximal implantation potential,MIP)的概念,认为依靠移植管与宫底距离并不能作为所有人群的统一判断标准,于是 Frankfurter 等提出一个新的移植位点,将移植管距宫底距离定为 DA,将子宫内膜腔长度(endometrial cavity length,ECL)定为 DB,移植位点为 1-DA/DB,发现根据这一定位移植位点更有特异性,预测价值更大。Oliveira 等研究发现,根据 ECL 个体化地判断移植位点有利于提高妊娠率,当移植管位置愈接近 ECL 的中点时种植率和妊娠率愈高。刘西茹将移植后强回声光团即气液滴在宫腔的位置作为胚胎移植的位置,根据该气液滴距宫底的距离占宫腔深度的比例的不同进行分组,分析了气液滴距宫底距离占宫腔深度的不同比例与临床妊娠结局的关系,以求找到最大种植潜能位点,提高胚胎的着床率。发现气液滴距宫底的距离占宫深的比例为 1/5～3/5,与其他区间相比临床妊娠率明显增高,有统计学意义而该区间内的胚胎种植率较其他区间稍高,但无统计学差异。

(四)移植管血染

移植时出血会导致血液污染宫腔,造成胚胎发育的内环境发生改变,影响胚胎着床。研究报道胚胎移植后移植管带血是影响胚胎移植过程的重要因素,可能降低临床妊娠率,而且血越多,妊娠机会越小。

(五)腹部 B 超引导下胚胎移植

由于经腹部 B 超引导下对内膜无创伤,胚胎放置部位相对准确,能有效提高临床妊娠率,并可降低异位妊娠的发生,尤其对既往有移植困难史的患者有很大帮助,因此在临床实践中被广泛应用。

三、移植术后注意事项

(1)多吃蔬菜和富含蛋白质的食品。尤其多吃一些含有大量纤维素的食物,会增进肠道的蠕动,能避免便秘。注意饮食卫生,避免生冷、辛辣、刺激食品。

(2)移植后一般尽量多休息,主要是为了让移植术后子宫处于舒缓的状态,浑身放松,有益于子宫的安静。过 3～5 d 可以在屋内少量小幅度活动,避免运动量过大。

(3)保持心情平静、放松,避免情绪波动,不要多想结果,患得患失。

(4)移植后不要憋尿,有尿意要及时排出。膀胱位于子宫的前方,当膀胱充盈时,会压迫子宫,可能造成子宫的收缩。

胚胎移植术是整个 IVF 过程中最重要的最后一环。精心做好移植术的每一个小节,以期获得最好的成功率。

第五章　体外受精实验室技术

ART 技术是指将卵子取出后,在体外与精子完成受精,受精卵通过体外培养发育成前期胚胎后,移植回母体子宫内。

配子在体外完成受精后,在序贯培养基中继续卵裂生长,多在第 3 天 6～8 细胞期或第 5 天囊胚期(blastula stage),选择具有发育潜能的胚胎移植回母体子宫中。

第一节　精液处理

一、精液的采集

(一)取精前准备

(1)核对患者的姓名,并用标签或不宜擦去的记号笔在取精容器上标记,用电子天平称重取精容器,称重结果标记在其外侧(或使用去皮功能)。取精容器应无毒、无菌、一次性、使用开口要大,便于精液标本的射入。

(2)询问并记录患者上次排精的时间。精液标本采集时间通常为距上次排精 2～7 d,如果仅仅为了观察患者精液中有无精子,排精时间没有严格的限制。如果要复查,排精的间隔时间最好一致。

(3)实验室人员将患者引导至取精室,交代取精注意事项:①清洗双手;②用棉签蘸取生理盐水擦洗阴茎头;③精液标本应全部射入,取精容器不能丢失;④精液取出后,应将取精容器的盖子盖上,并及时送至检查室。

(二)取精

1. 标本的采集

最好在紧靠实验室,较为私密的采精室内手淫取精,采精室的温度应在 18 ℃～25 ℃。如果在采精室内留取标本确实有困难,可以允许患者在家里或宾馆里留取精液标本,但必须向患者强调以下几点。

(1)不可用避孕套留取,因为普通的乳胶避孕套可影响精子的存活。

(2)不用夫妇射精中断法,这很容易丢失部分精液或受到阴道分泌物的污染,尤其是初始部分的精液所含精子密度最高。

(3)在运送到实验室的过程中,标本应避免过冷或过热,尤其是冬天标本,通常置于内衣口袋里送检。

(4)在采集标本后 1 h 内送到实验室。

2. 睾丸精子

按经皮睾丸细针穿刺取精法由男科医师在手术室获取。

3. 附睾精子

按经皮附睾取精法,由男科医师在手术室获取。

4.冷冻精液

按冷冻精液复苏操作。

二、精液常规分析

采集的标本应立即送至实验室,实验室室温应控制在 18 ℃~25 ℃。实验室人员再次核对患者的姓名,记录取精的时间,询问并记录标本是否完整,如有丢失,记录下丢失的是前段还是后段标本。射精时前段精液主要为附睾中的精子,后段精液主要为精囊液。用电子天平称重含有标本的取精容器,减去取精容器的重量(或使用去皮功能)即为精液标本的重量,按精液密度为 1 g/mL 换算为精液的体积。再将标本置于 37 ℃恒温水浴液化。一般情况下,精液在 15 min 内完全液化,超过 60 min 不液化的视为异常。不液化的精液可加入适量的蛋白酶,促其液化。加酶处理的精液标本会影响精浆生化指标、精子浓度和活力等指标的检测结果,应当加以注明。待精液完全液化后,进行以下分析。精液分析应在精液液化后,立即或射精后 1 h 之内进行。

(1)需要进行培养的标本,按无菌操作要求进行接种之后的操作不要求无菌。

(2)外观正常的精液应具有均质、灰白色的外观,精子浓度很低的标本精液透明,长期没有排精,精液可为淡黄色或黄色,患有黄疸或服用某些维生素精液也可能为黄色,有红细胞的标本,精液可呈现为红褐色。

(3)pH 用精确 pH 试纸(6.8~8.0)测定,测定前精液应用玻璃棒轻缓搅匀。精液中 CO_2 的丢失会影响精液的酸碱度,因此测定不应超过射精后 1 h。如果 pH 很低,且为无精子,提示可能存在射精管道的阻塞或先天性双侧输精管缺如。

(4)计算机辅助精液分析(computer assisted sperm analysis,CASA):①打开 CASA 分析程序,输入患者的基本信息。②将 2 块计数板置于 37 ℃恒温板上预热,显微镜载物平台预先加热,并恒温在 37 ℃。用玻璃棒轻缓、充分混匀精液标本,混匀时不能剧烈或产生气泡,以免损伤精子。取约 5 μL 精液滴加到计数板载物平台上,轻轻盖上盖板,置于显微镜下观察。精液在计数板平台和盖板之间不应有气泡,如有气泡,应清洗干净计数板后,重新加样,否则气泡会使盖板与平台之间的间隙超过 10 μm,影响检测结果。③调节好显微镜焦距,选择计数板中央及四周至少 5 个视野,分析至少 200 条精子。如果没有检测到精子,则需将精液标本 3 000 g,离心 15 min,取其沉淀物显微镜下,逐一观察,并将结果在最终报告中备注。(离心的速度和时间不能低于上述要求;若在沉淀物中找到精子,则为隐匿性无精子症)。④加样另一块计数板重复以上分析,2 次分析结果应在 95%可置信区间,如不在 95%可置信区间则需重复上述分析,直至符合质控要求。⑤打印、签发报告,并将结果记录在登记本上。

(五)精子形态分析

(1)取适量精液加入等量生理盐水或磷酸盐缓冲液,充分混匀,混匀时操作要轻缓,不能产生气泡;500~800 g 离心 10 min。

(2)弃上清根据精子浓度加入适量生理盐水或磷酸盐缓冲液,轻轻悬浮,使精子浓度控制在$(20\sim50)\times10^6$/mL。

(3)取一张洁净的玻片,吸取 5 μL 精液标本置于玻片末端。用另外一块玻璃片或盖玻片将精液慢慢展开,并且两片保持 45°角倾斜,然后轻轻、均匀地往另一边拖动,注意拖动过程用力不宜大,否则将会导致精子头部和尾部断裂,影响形态学分析结果。涂片后在室内风干。

同样的方法制备另一张精子涂片。

(4)用 Diff-Quick 染色,具体操作按厂家提供的试剂盒说明书进行。染好的精子涂片风干后,可用盖玻片封存。

三、精液处理

精液处理是辅助生殖技术中的常规步骤,目的是获得没有精浆、细胞碎片及病原微生物污染的精子悬液回收足够数量具有正常形态和功能的精子。如何减少体外处理过程对精子的不良刺激,保证处理后的精子具有良好的受精潜能,是体外处理精液过程中需要注意的问题。

(一)上游法

上游法包括自然上游法和离心上游法。前者是将含 10% 的血清替代物(SPS,美国)的拟人输卵管液(mHTF)2 mL 加入圆底试管,在试管底加入液化精液 1 mL,将试管倾斜 45°,置于 37 ℃、5% CO_2 培养箱内孵育 30~60 min;取出试管,吸出上清液的中上层云雾状液体,放入离心管,300 g 离心 5 min,弃上清,取精子团,加入上述培养液 0.5 mL(mHTF+10% SPS),制成精子悬液,放置在培养箱。上游法是将液化后的精液均分两只离心管内,然后分别加入 2 倍培养液(mHTF+10%SPS),混匀 400 g,离心 10 min,去上清,在沉淀中加入 2 mL 培养液(mHTF+10%SPS),充分混匀后,300 g 离心 5~8 min,弃上清,将精子团上覆盖0.5~1 mL 的培养液(mHTF+10%SPS),将试管倾斜 45°,37 ℃、5% CO_2 培养箱内孵育经30~60 min,吸取上游液。上游法主要用于精液质量较好的和相对正常的精液依赖于活动精子在培养液中运动能力。采用上游法处理精液能达到除去精浆及精浆内抑制受精的物质,如前列腺素、异性蛋白和抗精子抗体以及各种非精子细胞成分等,具有操作简便、成本低廉、不良反应少等优点。精液黏稠度高或不液化不适宜上游法,因为精子必须克服重力来游动,但一般上游法的回收率较低。回收率依赖于精子细胞团表面积和精子活动力,由于细胞团有多层细胞,有潜在运动能力的精子可能处在细胞团内部,不能达到与培养基接触的界面,而且,细胞团内精子彼此间及与细胞碎片或白细胞紧密接触,后两者产生高水平活性氧(ROS),可导致精子质膜发生脂质过氧化反应,降低精子功能。

(二)梯度离心法

取 80% 和 40% 梯度分离液(SAGE,美国)各 2.0 mL,上层加入 2.0 mL 液化精液,注意要保持其与 40% 离心液之间的界面清楚,300 g 离心 20 min,去上清,加入 2 mL 培养液(mHTF+10%SPS),充分混匀 200 g 离心 5 min,去上清,最后得到沉淀,将所得精液定容于培养液(mHTF+10%SPS)中,放入 37 ℃、5%CO_2 培养箱。梯度离心法可用于质量相对较差的精液。

有学者认为,异常精子经密度梯度离心法处理后得到精子的顶体反应率、低渗肿胀实验阳性率和核成熟的精子比例,均优于上游法。密度梯度离心法处理精液后的精子回收率较高,处理时间较短,故在临床上应用较广泛。目前大多数中心所用的梯度离心液是 Percoll 的替代品,Percoll 液中所含的聚乙烯吡咯烷酮可引起女性生殖内膜甚至腹膜的反应,故 1996 年起美国只限于应用于实验室,禁止用于临床,之后便开发了不含聚乙烯吡咯烷酮的替代液。梯度离心法由于充分离心洗涤精子,可能造成精子物理性的损伤,精子膜的破坏,顶体的不完整,处理后死精子相对直接上游法多。与上游法相比,梯度离心法通常能筛选出核成熟度好的精子,而且在增加正常形态精子数量方面显示出优势。曾有报道研究,梯度离心法和上游法处理的精子受精能力上无差别,但在优质胚胎形成率上,梯度离心法要优于上游法。

(三)玻璃纤维过滤法

用一个 5 英寸(16.7 cm)长的 Pasteur 吸管,管内填入一定数量的玻璃纤维丝,填入的玻璃纤维应松紧适当,若太紧,即使活动力太好的精子也不能通过,而太松,则不能阻挡精液中的死精子、细胞碎片、细菌、白细胞及其他微生物等。将玻璃纤维丝填满后,用培养液反复冲洗过滤,直到滤过液中无玻璃纤维碎屑存在,然后将 Pasteur 吸管垂直固定于试管架上,将液化后的精液加在玻璃纤维柱的顶端,其下面用一个无菌无毒的玻璃容器收集滤出的精液。玻璃纤维具有滤过作用,精液以一定的速度通过时,可以清除精液中的不活动精子、其他细胞及杂质,特别是对黏滞性较大的标本,可除去大量的凝集精子,增加精子的活动率。在最后收集到的精液中,虽然损失了相当多的精子,特别是质量较差的精子,但几乎保留了所有活动的精子,因此,显著提高活动精子、前向活动精子及完整功能的精子百分率,尤其对精液质量较差的标本效果更佳。多数学者认为,通过此法收集到的精子,较其他方法更能有效地除去非活动及形态异常的精子,回收率高。但也有人发现虽然其精子的回收率高,但精子的直线运动低于上游法,可能与本方法引起精子的超微结构损害有关。因此本方法在临床上应用较少。

(四)血清白蛋白过滤法

将精液和缓冲液按一定比例混合后,放在 7.5%~10% 的血清白蛋白分离柱上方,经过一定时间后,从下面收集穿过分离柱的精子,再放入到另两层血清白蛋白的分离柱上方。第二分离柱的白蛋白浓度通常是上层 7%~10%,底层 17%~20%。经过一定时间过滤,从底部收集穿透到底层的精子。文献报道,通过此法可回收 20%~30% 的活动精子,但精子的数量明显减少,而且对于精液质量较差者,效果更明显。理想的精子分离技术应当包括如下方面。

(1)操作简易、快速,费用低廉。

(2)获得多量活动精子。

(3)不造成精子损伤或对分离出的精子产生非生理性改变。

(4)尽可能去除死精子和其他细胞,包括白细胞和细菌。

鉴于现有技术还没有一项能满足所有要求,因此在辅助生殖技术中应依据精液处理前的质量,选择合适的洗精方法,从而获得尽可能多的正常形态和功能的精子,以达到最佳的优化效果,以期获得更高的临床妊娠率。

第二节　拾　卵

一、卵子采集

用 10 mL 试管(Falcon2001)收集卵泡液,迅速将卵泡液倒入培养皿内(Falcon3003),置实体解剖镜下(15X),先用肉眼观察,可看到一个灰色透亮的黏液团块,被称为卵-冠-丘复合物(oocyte-corona-cumulus complex,OCCC),再在解剖镜下观察,确认是否有卵母细胞存在。根据 OCCC 的形态学(如颗粒细胞大小及分散度等)判断卵细胞成熟度。

1.不成熟卵

卵细胞呈深色,放射冠完全没有分散开,颗粒细胞紧密排列在一起,颜色偏深或颗粒细胞团很小。此类卵子通常为不成熟卵或蜕化卵、有的可能为异常卵。

2.接近成熟卵

卵细胞外观颜色稍浅,放射冠已呈不同程度分散,颗粒细胞排列疏松,颜色变浅。此类卵子通常为接近成熟的卵子。

3.成熟卵

卵细胞外观颜色淡,形状为规则的圆形,放射冠呈完全分散状,颗粒细胞排列松散、颜色很淡。此类卵子通常为成熟卵子。

4.过熟卵

卵细胞颜色苍白、变黑、空泡。放射冠充分扩展或呈团块状,折光性较差。颗粒细胞变黑。

5.退化或闭锁卵

透明带上附着的颗粒细胞少,有可能没有放射冠形成,卵细胞形态不规则,有的透明,带呈锯齿状。将收集到的 OCCC 放入洗涤液内冲洗两次,去除周围的红细胞,并转移至 HTF 液中,置 5% CO_2 及 $37\ ℃$ 培养箱内,培养 $4{\sim}6\ h$,使卵母细胞进一步成熟。

二、卵子评分

采集到的卵-冠-丘复合物,在进行 ICSI 前,通过颗粒细胞剥除方法裸化卵子后,可以观察到卵子的结构,对卵子的成熟度进行评估。

1.GV

细胞核的结构尚未消失,在此阶段的卵子胞浆中,可见圆的核结构。

2.M I

细胞核结构消失,但第一极体尚未排出。在此阶段的卵子中既看不到细胞核,也看不到第一极体。

3.AM II

细胞核的结构消失,在卵黄间隙中可见第一极体,呈月牙状,紧贴卵黄膜,卵周隙小或无。

4.M II

细胞核结构的消失,第一极体(polar body)已排出。此时胞浆中看不到细胞核的结构,在卵黄间隙可见第一极体。

第三节　受　精

一、受精的过程

(一)受精(fertilization)

精子和卵细胞融合成一个受精卵的过程,称受精。

1.受精的必备条件

(1)卵细胞必须处于第二次成熟分裂中期。

(2)精子必须成熟和获能。

(3)精子的质和量必须正常,每次射精的量 2～6 mL,每毫升约含 1 亿个精子。

(4)男、女性生殖管道必须通畅,输精管结扎和输卵管黏堵可阻止受精。

2.受精的部位

正常受精部位多在输卵管壶腹部。

3.受精的过程

受精是一个连续的过程,包括三个步骤。

(1)精子穿越放射冠和透明带:这一步骤是靠精子释放顶体酶溶解上述结构而完成的。精子释放顶体酶溶解透明带和放射冠的过程,称顶体反应(acrosome reaction)。

(2)精子头与卵细胞膜融合:精子头与卵细胞膜融合后,精子的细胞核和细胞质进入卵细胞内,并激发卵细胞完成第二次成熟分裂。

(3)雌、雄原核的靠近和融合:在卵细胞内精子细胞核形成雄原核(male pronucleus),卵细胞核形成雌原核(female pronuclear)。雌、雄原核形成后,两核靠近核膜消失,染色体混合形成二倍体受精卵(fer-tilized ovum),又称合子(zygote)。

精卵结合后,卵子立即释放酶类,使 ZP3 分子变性,透明带的结构发生变化。变性的 ZP3 分子不能再与精子结合,从而阻止了其他精子穿越透明带,这一过程称透明带反应(zone reaction)。此反应保证了人类单精受精。

4.受精的意义

(1)恢复与保持染色体数目的恒定。

(2)决定性别:若 23,X 的精子与 23,X 的卵子结合受精卵的核型为 46,XX,胚胎发育成女性。若 23,Y 的精子与 23,X 的卵子结合受精卵的核型为 46,XY 胚胎发育成男性。

(3)激发受精卵的细胞分裂:受精卵一旦形成,便马上进行有丝分裂与分化,直至形成新个体。

二、IVF-ET 授精

根据卵子的成熟度决定授精时间,一般卵子取出后置 CO_2 培养箱,过 3～6 h 受精。过熟的卵子约在卵子取出后 2 h 授精,成熟卵子在卵子取出后 3 h 授精,接近成熟的卵子在卵子取出后 6～8 h 授精。调整授精液的密度至 $(0.5～1)×10^6/mL$,将加入精子的微滴放在二氧化碳培养箱中,孵化 20 min,在每个授精液微滴中加入一个卵子培养皿,置于 37 ℃ 5%二氧化碳培养箱内培养。

体外受精过程从受精开始到受精完成排出第二极体需要 3 h 左右的时间,而精子穿过透明带需要$(1.5+0.7)$h。所以最早可在受精后 3 h 观察到是否受精成功。

第四节　原　核

体外受精后的 16～18 h，将与精子悬液共同孵育后的卵子去除颗粒细胞后，转入含 10% 白蛋白的卵裂培养基的微滴中培养，每个微滴放一个受精卵，在倒置显微镜下可以看到卵细胞内出现两个原核，标志正常受精。进行原核的评分并记录。

一、原核评分标准

(一)根据受精卵内原核大小评分

5 分：两个原核相互靠近，大小一致。

1 分：两个原核分开或大小明显不一。

(二)根据原核内核粒的数目排列评分

5 分：核粒在两个原核连接处线性排列，或 7 个以上核粒散在分布于每个原核中。

4 分：两个原核内核粒数目均≥7 个，排列不整齐。

3 分：两个原核内核粒数目均＜7 个，在两原核中分布差异较大。

(三)根据受精卵的胞浆评分

5 分：胞浆分布不均，内无空泡，表现为边缘有清楚的胞浆晕，有时可见原核周围的胞浆透亮。

3 分：胞浆分布均匀或胞浆内可见多个空泡颗粒。

二、原核的形成原理

(一)原核形成

精卵融合后不久在卵浆中有关因子(如 MPF 等)的作用下精子细胞核发生破裂和解聚，同时卵子中的一些其他成分也被激活，停止在第二次减数分裂后期的卵子继续进行减数分裂并排出第二极体。卵子的染色体被核膜包围，形成雌原核。精子头部染色质解聚，形成雄原核，至此原核的形成过程完成。原核形成后，立即开始 DNA 的合成。

(二)原核迁移

在原核形成后的最初阶段，雌雄原核是彼此分开的，雌原核位于第二极体正下方，而雄原核则位于精子头部，进入卵膜的皮质下面，随后在精子中段中心粒的星状体微管及微丝的作用下，雌雄原核同时向卵子中央移动，大约受精后 20 h 雌雄原核到达并平行排列于卵子中央。

(三)合子

在原核迁移至卵子中央后数小时，雌雄原核核膜破裂，来自两个配子的遗传物质融合在一起，是为精子和卵子的配合过程，这一方面标志着受精过程的结束，同时又代表着合子的形成。合子的核物质没有完整的核膜包被，因此称为核融合，此时染色质聚合成染色体，合子进入第一次分裂阶段。正常的两原核合子并不一定就是双倍体。这种现象最常见的原因是非整倍体，多由卵子或精子成熟过程中染色体不分离所致，另外中心粒不在第二次减数分裂期分裂，而在第一次减数分裂期分裂也会导致非整倍体的发生。在减数分裂过程中，染色体的断裂也是造成非整倍体的一个重要原因。在人类 IVF 超排卵周期中，有 20%～30% 的卵子为非整倍体，有些患者甚至可以达到 50%。非整倍体的发生似乎与超排卵药物的刺激无关。配子染色体异常的发生率随年龄的增加而增加,但目前尚没有证据表明精子质量与染色体异常有明显相关性。

三、异常受精

在 IVF 中选择正常受精的胚胎进行移植是保证技术安全的关键,而不完全的卵母细胞胞质成熟、异常透明带、高精子浓度、受精培养基中不适当的添加剂以及在受精过程中的其他一些异常因素,都会造成异常的受精结局。明确异常受精发生的机制对避免胚胎的浪费,提高卵子利用率十分重要。

(一)多原核的发生

以 3PN 为例,常规 IVF 中发生率约为 5%,ICSI 为 1%。

3PN 发生的原因如下。

(1)2 个精子进入。

(2)第一极体、第二极体的染色体滞留。

(3)一个双倍体精子进入,这样的精子是双倍体卵母细胞的 0.5%。

ICSI3PN 主要是卵母细胞老化或培养条件差所致。在自然流产胚胎中三倍体占 20%,而且研究发现三倍体胚胎很少能足月分娩,即使极少数能足月出生的新生儿多带有严重的体格发育异常和智力障碍。而多原核卵裂后与二原核胚胎无法区分开,因此在原核消失前正确评估原核数目非常重要。

(1)卵的成熟度:现在认为这是多精受精的主要原因。有证据表明,卵必须处于一定的发育状态才能产生正常的皮质反应(cortical reaction),阻止多精受精,更具体地说就是核成熟后胞质也必须成熟。如受精时胞质不成熟,皮质颗粒可能数量不够或未移到皮质,而导致皮质反应不全。有一项研究发现,成熟卵受精后多原核发生率为 1%～2%,而不成熟卵多精受精发生率大于 30%。卵质过熟比如卵在培养过程中老化转移到皮质区的皮质颗粒又退回到细胞内,皮质颗粒释放不足也会导致皮质反应不全。

(2)与受精的精子浓度有关。关于这一点有争议尚未达成一致。

(3)与培养条件有关。暴露时间过长、过冷或过热等因素。培养时间过长致卵母细胞老化。

(4)卵的遗传缺陷。

(二)1PN 的发生(发生率 1%)

孤雌来源卵母细胞偶尔被热、冷、生化渗透压或机械方法激活。ICSI 后的 1PN 多是由于机械激活了卵母细胞,但由于技术原因精子并没有注入或雌雄原核发育不同步。有人发现 25% 的 1PN 再次检查后为 2PN,因此建议所有 IVF 后产生的 1PN 都应在 2～6 h 再次检查。雌雄原核融合少见。一般双倍体的单原核要比通常的原核大。一般认为,1PN 有部分为双倍体已受精胚胎,在可移植胚胎数太少情况下可考虑移植。但须优先移植正常受精胚胎,尤其是行 ICSI 的患者,尽量不要移植此类胚胎。

(三)不受精现象

(1)卵母细胞核或胞浆成熟不完全,这样卵母细胞无法激活胞浆中的染色体凝集因子持续存在,精子即使进入精子核也会发生染色体提前凝集(premature sperm chromosome condensation,PCC),IVF 和 ICSI 中都可看到。

(2)配子的遗传学缺陷遗传学：异常的配子可能占受精失败的很大部分，估计在受精失败中，25％以上的卵母细胞和10％以上精子携有染色体畸变。以上是与受精能力有关的两个主要因素。一项研究表明293个IVF后未受精卵母细胞中30％不完全成熟，58％为染色体异常。精子缺陷常因精子顶体反应异常或精子功能不成熟。

ICSI的技术原因：①精子制动不正确；②卵膜破膜不正确；③精子未注入卵母细胞卵质；④其他：培养条件不合适等。

第五节　胚胎发育与移植

一、胚胎发育过程

(一)细胞分裂

受精完成后，合子通过有丝分裂方式发育成许多小的卵裂球，这种被称为"卵裂（eleav-age）"的分裂方式是与卵子的形成过程截然相反的，它只有DNA的复制和细胞的分离，而无细胞的生长。胚胎最早期的分裂往往是同步的，但是这种分裂的同步性迟早会丧失，随后卵裂球相互结合，形成不同的细胞群体，这些细胞群体按照他们自己的特征继续进行分裂。作为一种特殊的有丝分裂方式，胚胎的分裂与体细胞分裂又有着明显的不同，体细胞分裂后形成的子代细胞仍然保持原来的细胞大小，而且体细胞分裂始终按一种节奏进行；而在胚胎发育过程中，卵裂球每经过一次分裂，其体积都会减少一半，随着分裂的继续进行卵裂球之间逐渐出现差异，这些差异可能是由于卵子形成过程卵浆本身的不均一所造成，也可能在卵裂球发育过程的变化所引起。结果每个卵裂球按照自己特定的发育程序进行，最终产生特定的细胞系。不同进化阶段的动物胚胎的分裂方式也会有所不同。哺乳动物，合子在输卵管中停留数天，并在其中进行分裂，以维持正常的细胞浆细胞核比值，在4～8细胞阶段，人类胚胎合子基因组开始激活，此时胚胎源性的RNA和蛋白质合成大大增加，胚胎的发育也由母源性调控转移到合子型调控，此时胚胎卵裂球之间开始出现紧密连接，并发生第一次形态变化，当卵裂球数目达到16细胞以上时称为桑葚胚，大约在胚胎发育到32细胞时，胚胎形态开始发生第二次变化，卵裂球发生分化形成由滋养外胚层细胞层和内细胞团两部分组成的中空的胚体，是为囊胚，囊胚中央为含有液体的囊胚腔，滋养外胚层细胞层呈单层分布在囊胚腔外面，内细胞团位于囊胚腔中央一侧，滋养外胚层细胞最终发育成胎盘等外胚层组织，而内细胞团则为胚体的来源。从胚胎发育的2细胞阶段到囊胚称为早期胚胎，在这个过程中胚胎保持完整的透明带，透明带的存在有利于卵裂球之间发生致密化形成桑葚胚，防止两个胚胎发生融合形成嵌合体，如果内细胞团发生分裂则有可能形成单卵双胎。

在从桑葚胚向囊胚转化的过程中，胚胎的代谢活动发生显著变化，此时胚胎对营养物质的需求显著增加，胚胎也从输卵管移行到子宫腔，并从那里得到氧和营养物质支持胚胎的继续发育和着床。囊胚在子宫腔内漂移一段时间后发生种植，滋养外胚层分泌的蛋白溶酶消化透明带，囊胚孵出后与子宫内膜接触，并发生种植。人类胚胎发育的最初14～18 d主要是不同外胚层组织的分化，此后才有单独可识别的组织。

（二）胚胎的继续发育

胚胎发育过程中经常会有碎片的出现,目前对于胚胎碎片到底是由于体外培养系统或超排卵造成或者属胚胎发育过程的一个特征尚无定论,Alikani等根据胚胎碎片的量及其分布特征,将受精后第3天的碎片分为五种类型。一般而言,第一、二种碎片类型的胚胎种植率最高,第三种和第四种类型种植率降低。对于碎片产生的原因,虽然有人认为与温度、pH值,超排卵方案以及受精时精子浓度过高导致培养液中氧自由基产生过多有关,目前尚无定论。扫描电镜下正常卵裂球表面可见短小规则微绒毛,碎片表面则由不规则的空泡和突起组成,有趣的是,这一现象与发生程序化死亡的体细胞表面结构相似,因而人们猜测碎片的形成是否与细胞凋亡有关,遗憾的是这一现象目前尚无特异性的证据加以证实。

（三）胚胎遗传表达和蛋白合成

在受精前新近排出的卵子已经具备了蛋白质合成的完整生化机制。卵母细胞在生长和成熟过程中已经储备了丰富的mRNA、tRNA和rRNA。在受精后的第一个细胞周期,蛋白质的合成、降解按特定的时间以特定的方式进行,这时即使将细胞核从胚胎中取出或使用RNA合成抑制剂,也不会影响其进程。这些研究表明最早期的细胞周期、代谢和蛋白质合成完全在卵源性信息的控制之下,胚胎的遗传信息,包括来源于父方的遗传信息,只是在胚胎发育的稍晚期才起作用,这些过程发生在胚胎基因组激活之后,也称为母合转变(maternal-to-zygotic transition,MZT)。虽然检测MZT的生化和分子生物学技术不能在人胚上进行,但是人类胚胎细胞核的形态学变化表明人类MZT发生在8细胞阶段。小鼠的MZT发生在2细胞阶段,在鼠胚的2细胞后期已经可以检测到父源性蛋白质,此时胚胎的RNA合成也已开始并以指数级的量出现在8细胞期,而且新的rRNA首次在2细胞阶段出现。虽然在8细胞阶段还能检测母源性的mRNA,但从2细胞阶段开始其特异性逐渐消失。MZT后的蛋白质合成也完全依赖于从胚胎基因转录过来的新的RNA。通过对MZT期鼠胚蛋白质种类的研究,人们注意到分子量为65 000～70 000的一组蛋白质总是最先出现,这组被称为转录必需蛋白质(transcription requiring proteins,TRPS),在8细胞阶段以后就消失了。在DNA合成及细胞分裂完全被抑制的胚胎中,TRP仍然按特定的时间出现,这表明无论有无DNA合成或细胞分裂,转录过程都按其特有的生物钟进行。有人观察到即使将更高发育阶段胚胎的核移植入胚胎中,也不会影响TRPS的存在,这充分说明控制转录的生物钟确实是位于胞浆内。MZT对于胚胎发育生物学及胚胎培养具有重要的实际意义。在胚胎体外培养过程中,MZT的时期与因培养液中缺乏某种成分而导致胚胎发育阻滞的时期相一致,培养条件的改善通常可以预防物种特异性的发育阻滞。至于MZT过程中是否有特征性的信号分子出现尚无确切结论。

（四）卵裂期胚胎评分

1级:卵裂球大小均匀,形状规则,透明带完整;胞浆均匀、清晰;胚胎内碎片率≤10％。

2级:卵裂球大小略不均匀,形状略不规则;胞浆可有颗粒现象;碎片率占11％～20％。

3级:卵裂球大小明显不均匀,可有明显的形状不规则;胞浆可有明显颗粒现象;碎片率占21％～50％。

4级:卵裂球大小严重不均匀,胞浆可有严重颗粒现象;碎片率超过50％。

注:紧密连接(compacting)卵裂球细胞膜逐渐消失,细胞间发生紧密连接。是胚胎由卵裂期向囊胚期发展的一个阶段,有利于胚胎细胞间的信息交流,是胚胎质量好的表现。

二、囊胚培养

随着 ART 技术的广泛开展,IVF-ET 已成为治疗不孕不育症的主要手段,目前 IVF-ET 常规在采卵后第 2 天或第 3 天的卵裂期移植,此时移植胚胎较自然生理条件下提前到达宫腔,此时的宫腔内环境并不适合胚胎的早期发育,且卵裂期移植无法解决既要提高妊娠率,又要减少多胎妊娠发生率的问题。如何解决这一问题是 IVF-ET 治疗中的重要课题。随着序贯培养基的应用和改进,使胚胎在体外进一步发育至囊胚期已成为现实,研究证明选用高质量的囊胚移植,不但显著提高胚胎着床率及临床妊娠率,还可减少多胎妊娠发生的风险。

(一)囊胚移植(blastocyst transfer,BT)的优势

传统采卵后 48~72 h 移植,尽管受精率与卵裂率达到 70% 左右,种植率却只有 10% 左右,这主要是因为生理情况下胚胎是在输卵管内发育至第 5 天或第 6 天的桑葚胚或囊胚才能移植进入宫腔,胚胎过早进入宫腔,胚胎的发育与子宫内膜发育不同步,胚胎需要在宫腔内发育几天后才开始着床,而此时的宫腔内环境并不适合胚胎的早期发育。BT 较常规的 4~8 细胞期移植具有明显的优势,通过延长体外培养时间,可自然淘汰无发育潜能的胚胎,在经历了自然选择后的胚胎无疑是最具有活力的。在采卵后第 5 天移植与女性生殖道的正常生理条件同步,宫颈黏液减少利于移植操作,此时子宫收缩明显减少,故可减少胚胎排出体外的机会。为进行 PGD 提供了时间,使胚胎在活检后有更长时间恢复再进行移植。由于囊胚移植后着床率明显提高,可以减少胚胎的移植数目,甚至可实行单胚胎移植,从而使多胎妊娠的风险降低,提高了 IVF 的治疗效果。

(二)囊胚移植的对象

囊胚移植是否适合所有的病例,哪些病例适宜囊胚移植?目前尚无定论。最初多数学者认为囊胚移植主要用于卵巢储备功能较好,对促性腺激素反应良好,预后较好的病例。有学者将 BT 的纳入标准定义为:基础 FSH 水平 ≤ 10 IU/L,hCG 注射日至少 10 个卵泡直径 ≥ 1.2 cm。有学者等将年龄 < 40 岁,FSH 水平 < 15 IU/L,采卵后第 3 天 8 细胞胚胎数 > 3 个以上作为 BT 病例选择的条件。有学者则对如何决定第 3 天或第 5 天移植做了回顾性分析,根据第 3 天 8 细胞胚胎数分为 3 组(0 个,1 个或 2 个,≥ 3 个)经比较分析,前两组第 5 天与第 3 天移植妊娠率无明显差异,而第 3 组(第 3 天 8 细胞胚胎数 ≥ 3 个)第 5 天移植妊娠率明显高于第 3 天。所以,建议将第 3 天 8 细胞胚胎数目作为决定第 3 天或第 5 天移植的一个关键条件,第 3 天 8 细胞胚胎数 < 3 在第 3 天移植,≥ 3 可以继续培养至第 5 天移植。近年来对预后较差的病例进行囊胚移植的研究亦较多。

囊胚移植亦用于多次 IVF 失败史的病例,虽然对有 IVF 失败史者行囊胚移植较首次行 IVF 者妊娠率明显降低,但在条件相似的均有 IVF 失败史者中,囊胚移植较第 2~3 d 移植妊娠率及着床率均有明显的提高,而不增加多胎的风险。亦有用于高龄患者(> 40 岁)的报道。研究表明对非选择性病例行囊胚培养和移植,亦是可行的。

在一项回顾性研究中,所有病例均经历了囊胚培养和移植,并与卵裂期胚胎移植进行比较。结果囊胚移植者的着床率(32.4%)明显高于第 3 天移植者(23.3%),尽管由于没有胚胎移植使取消率有所增加,但是对周期妊娠率却没有影响(57.5%),高于第 3 天移植者(46.1%)。而且第 5 天移植胚胎的数目(2.5)明显低于第 3 天移植者(3.0)。Pantos 等的研究结果表明,囊胚移植不增加胚胎的着床率和妊娠率,反而使流产率增加,建议只对有多次

IVF 失败史或需要 PGD 的患者行囊胚移植。多胎妊娠并发症风险增加,且加重家庭和社会的经济负担,故对于卵和胚胎较多预后较好的病例进行囊胚培养和移植,不但可以提高妊娠率和着床率,而且可以明显减少多胎妊娠发生的风险,应是 BT 的主要适应病例。

对于预后较差的病例 BT 亦是有益的。但囊胚体外培养条件要求高,如空气质量、CO_2 培养箱质量、培养基质量、实验技巧等都可能影响到囊胚形成率,且可使移植取消率增加及可供冷冻保存的胚胎数量减少。有报道囊胚移植较第 3 天移植单卵双胎率高。但不论如何,随着人们对胚胎发育的认识不断加深,囊胚培养和移植因其潜在的突出优势终将取代现行的胚胎培养体系,成为 IVF 治疗的常规方法。

(三)囊胚期胚胎评分

囊胚期胚胎的分级主要是根据囊胚发育阶段、内细胞团和滋养层细胞三方面综合评定。

1.根据囊胚腔的大小和是否孵出将囊胚的发育分为六个时期

1 期:早期囊胚,囊胚腔小于胚胎总体积的 1/2。

2 期:囊胚,囊胚腔大于胚胎总体积的 1/2。

3 期:扩张期囊胚,囊胚腔完全占据胚胎总体积。

4 期:完全扩张囊胚,囊胚腔完全充满胚胎,胚胎体积变大,透明带变薄。

5 期:正在孵出囊胚,囊胚的一部分从透明带中孵出。

6 期:囊胚全部从透明带中孵出。

2.内细胞团分级(3~6 期囊胚还需进一步分级)

A 级:细胞数目多,排列紧密。

B 级:细胞数目少,排列疏松。

C 级:细胞数目很少。

3.滋养层细胞分级(3~6 期囊胚还需进一步分级)

A 级:上皮细胞层由较多的细胞组成,结构致密。

B 级:上皮细胞层由不多的细胞组成,结构松散。

C 级:上皮细胞层结构由稀疏的细胞组成。

(四)影响囊胚形成的相关因素

囊胚的正常发育除了与培养基及实验室条件有关外,还有一些影响因素,了解这些因素,可以预测胚胎的发育情况,选择合适的移植时机有助于在移植前选择高质量的、更有潜能的囊胚进行移植。卵的成熟度与囊胚的形成和发育有关。Huang 等对排卵后卵的成熟度与囊胚发育的关系作了研究,根据成熟度将卵分为 M Ⅱ 期及 M Ⅰ 期,M Ⅱ 期卵囊胚形成率明显高于 M Ⅰ 期卵(86.1% : 38.1%,$P<0.01$),且优质囊胚形成率也显著提高(95.4% vs76.2%,$P<0.001$)。研究证明原核期胚胎评价对囊胚的形成和胚胎的发育潜能有很好的预测价值。

有学者根据原核期核及核仁的大小、数目和分布情况将原核期胚胎分为 Z1~Z4 级。

Z1 级:在原核相交处有数目相同的核仁排列成线、核仁数为 3~7 个。

Z2 级:原核中核仁的大小、数目相等,但均匀分散于核质中。

Z3 级:核仁的大小、数目相同,但只在一个原核中的核仁排列成行,而另一原核中核仁分散排列或者原核未连接,原核大小不同或原核不在合子中央。

Z4 级:在一个原核中核仁成极性排列,在另一个原核中核仁呈散在排列。研究表明,第 3 天或第 5 天评分高的胚胎由 Z1、Z2 级合子发育来的占最多,且无论第 3 天或第 5 天移植,妊娠均与移植 Z1 级合子有关。Scott 等研究亦表明 Z1 级的囊胚形成率明显高于未进行 Z 评分的合子,所有第 5 天囊胚移植的妊娠妇女中其囊胚均来自 Z1、Z2 级合子。

Alikani 等研究了卵裂期胚胎的形态异常与正常囊胚形成的关系。研究结果发现卵裂的快慢、碎片多少及碎片的类型等均影响囊胚的形成。第 3 天细胞数为 7~9 个的胚胎囊胚形成率为 41.9%,而细胞数<7 或>9 的胚胎则囊胚形成率明显下降(p<0.001),碎片率>15% 的胚胎囊胚形成率仅为 16.5% 较碎片率为 0%~15% 的胚胎(33.3%)低。根据碎片的分布和相对大小将碎片分为以下 4 型。

Ⅰ型:体积最小,只存在于一个卵裂球中。

Ⅱ型:主要局限在胚胎的外周部位。

Ⅲ型:小而分散可以在卵裂球内,也可在外周部位。

Ⅳ型:体积大,有时像整个卵裂球一样随机分布。结果表明Ⅳ型碎片囊胚的形成率较其他型明显下降。选择高质量的囊胚移植是提高着床率和妊娠率的关键,囊胚质量的预测应结合囊胚的评分卵的成熟度原核状态,第 3 天胚胎的细胞数及第 3 天胚胎评分综合评价。

三、胚胎移植

卫健委 14 号文件《人类辅助生殖技术管理办法》规定,移植胚胎的数量<35 岁患者接受第一次助孕者移植胚胎数不超过 2 个,≥35 岁患者或第二次以上接受助孕者移植胚胎数不超过 3 个。选择符合胚龄、评级较好的胚胎进行移植。

(1)确定拟移植的胚胎转入含有 1 mL 30% 白蛋白囊胚,培养基的 Faleon 3037 培养皿中至 37 ℃,5% 二氧化碳培养箱内待用。

(2)在移植前以 0.4 mL 培养基润滑注射器,连接 ET 管,再吸入 1 mL 培养基冲洗,检查抽吸系统是否完好。

(3)用 1 mL 注射器分别吸取约 15 μL 空气、5 μL 培养基,1 μL 空气再吸 5~6 μL 含移植胚胎的培养基,再吸约 1 μL 空气后,最后吸 1 μL 培养基。

(4)待外导管进入宫颈内口后,将装载好胚胎的导管送到移植室,实验室人员核对患者姓名,由临床医师将移植管通过外套管送入子宫腔内,将胚胎与移植液缓慢注入宫腔内。

(5)移植结束后将导管内的剩余培养液注入移植皿中,在镜下仔细检查是否有剩余胚胎存在。若发现有遗漏的胚胎,则需在另一个新的培养基中冲洗再重复 2~5 的步骤,胚胎移植结束后,选择可移植的胚胎冷冻保存。

第六节　胚胎冷冻

在临床 IVF-ET 治疗周期中,由于外源性促性腺激素的广泛使用,每个治疗周期可获得多个胚胎。人类胚胎的冻存不但避免胚胎的浪费,通过冻融胚胎移植实现了患者单次 IVF 治疗周期后的多次妊娠机会的增加,而且避免在母体不利情况下(如发生卵巢过度刺激综合征、子宫内膜息肉或子宫内膜条件差等),将胚胎植入。胚胎冻存有利于 PGD 对胚胎的筛选。同时方便了捐赠卵子的患者,不必要求赠者与受者的月经周期同步。而且冻存胚胎可以保存至赠者的 HIV 检查完成之后再移植。而该技术对即将接受放、化疗的恶性肿瘤患者可提供生殖保险。由此胚胎冻存技术成为目前辅助生殖技术中广泛应用的常规技术。目前较多使用的是程序化冷冻和越来越广泛采用的玻璃化冷冻方法。

一、程序化胚胎冷冻

(一)胚胎冷冻实验室要求

胚胎冷冻实验室是 IVF 实验室的一部分,因此也必须是一个稳定、无毒、无病原菌的环境。除了具备常规 IVF 实验室的设备,如超净工作站、解剖显微镜、CO_2 培养箱和冰箱等,还需程序冷冻仪、液氮罐、麦管、冷冻瓶等。另外,实验室的技术人员必须掌握低温生物学基本原理,胚胎生长、发育的基础理论,以及体外受精技术,能独立完成胚胎冷冻、复苏培养的工作。实验室要建立完整的质量控制体系和管理制度,包括胚胎冷冻患者情况的详尽记录,冷冻胚胎的编号、液氮罐的管理及液氮的添加。

(二)冷冻容器

目前程序化慢速冷冻采用的载体有塑料麦管和安瓿,每个中心根据经验和喜好而选择。将冷冻载体放置入预冷的、固定在冷冻支架上的塑料套管里,安瓿则直接安放在支架上,并编号。

(三)胚胎冷冻时机

第 2 天的 2~4 细胞阶段胚胎、第 3 天获得 6~8 细胞胚胎、第 5 天的囊胚及第 6 天扩张期囊胚都可以进行冷冻。医师需要根据患者所取的卵子数及受精、卵裂情况来掌握冷冻胚胎的时机。

(1)多囊卵巢综合征的患者如果采卵过多,为了预防卵巢过度刺激,可以将 2~4、6~8 细胞阶段的胚胎分别进行冷冻,等待以后的周期进行移植。

(2)如果原核期胚胎数少于 6 个,胚胎移植和冷冻选在第 2 天或第 3 天。

(3)如果患者的原核期胚胎有 6~11 个,则胚胎移植可以在第 3 天。高质量的胚胎可在培养第 3 天冷冻。剩余的多余胚胎继续培养至第 6 天,如果达到扩展囊胚,则可以冷冻。

(四)影响胚胎冻融存活的因素

1.技术因素

在冻存过程中减少一切操作误差,注意细节是提高冻胚存活及冻融胚胎移植的关键。在用麦管时需注意应避免麦管外部的污染,另外每个麦管最多冻存 3~5 个胚胎,不宜过多,抽吸液柱时勿吸入过多的气泡,否则在解冻过程中可能发生麦管爆破,丢失胚胎。在慢速程序冷冻法中,植冰很重要,植冰前在 $-6\ ℃～-7\ ℃$ 要做 5 min 的冷平衡,植冰后再冷平衡 5 min。植冰成功与否直接影响冷冻效果。目前人工植冰比冷冻仪自动植冰可靠,用冷冻过的金属镊接触的部位,应避免标本刚好所在的位置,以免将样品迅速降温至细胞内冰晶形成而致死。麦管离开冷冻仪的距离要短,操作必须准而快,避免温度波动过大。储存冻存标本的液氮罐内液氮的量应保持一定水平,否则可导致标本升温。保证所用液氮罐的质量。在取标本时,防止时间过久导致其他标本升温。胚胎在室温下 40 s 内会导致潜在的细胞损害,如果达到 1 min,麦管内温度会达到冷冻液融化的最低温度 $-7\ ℃$,这对胚胎是极其有害的。复苏的温度:$-70\ ℃～-85\ ℃$ 是细胞内冰晶重新形成时期,要严格控制在空气中的时间,当温度接近

－80 ℃时立即置于 30 ℃水浴中。

2.冷冻前的胚胎质量

胚胎质量是决定胚胎能否经受冷冻及复苏的重要因素,冷冻前形态评估较好的胚胎,冻融后的存活率也较高。早期胚胎在融解后,至少有一半的卵裂球完整就可以认为胚胎存活,而在分析冷冻结果时,常常根据存活胚胎数占冷冻胚胎总数的比例。有报道对 716 个周期的单胚胎移植研究中,同时分析影响胚胎存活和种植率的因素,发现形态好的胚胎的存活率高于细胞质碎片超过胚胎体积 40％的和卵裂球分裂不均匀的胚胎的存活率,但活产率并没有显著差异。原核期胚胎只要看起来完整,细胞质清晰,透明带没有破裂,体外培养 24 h 能够分裂就可以认为是存活的。囊胚的存活较难评价,由于细胞的数量较多及其特异性,囊胚的存活较难评价,通常推荐在体外培养过 3～4 h 能够重新扩张的囊胚适合移植。

二、玻璃化冷冻

所谓玻璃化冷冻(Vitrifeation)是使细胞及其保护剂溶液以足够快的降温速率过冷到所谓玻璃化转变温度而被固化成完全的玻璃态,并以这种玻璃态在低温下长期保存的技术。与程序化慢速冷冻相比,玻璃化冷冻技术过程中无需昂贵的冷冻仪,操作省时省力,更为重要的是,在此冷冻过程中由于无冰晶形成液体由液相转变成为一种玻璃状的固体状态,从而避免了冰晶对细胞的物理化学损伤,可望获得更好的冷冻效果,因此备受关注,成为研究热点。

(一)玻璃化冷冻具备的条件

1.玻璃化溶液

玻璃化冷冻法与慢速冷冻的不同点之一是冷冻保护剂浓度较高,因为实现玻璃化的途径之一是提高冷冻保护剂的浓度,但同时面临的另一个问题是高浓度会对细胞产生毒性作用。将渗透性和非渗透性冷冻保护剂合理配伍使用形成所谓的玻璃化溶液,能降低单用一种保护剂时的浓度减少毒性,因此寻求一种玻璃化效果好、毒性低的玻璃化溶液配方是早期研究的出发点之一。在玻璃化溶液中对渗透性保护剂的选择主要是考虑它的毒性和渗透性,乙二醇(ethyleneglycol,EG)是目前普遍认同的毒性低、渗透性快的保护剂,已被广泛应用。玻璃化技术已经过了 20 年的发展,已报道的玻璃化液有许多种,根据渗透性保护剂的不同,目前应用于临床的玻璃化溶液可分为两类:一类是单用乙二醇为渗透性保护剂,另一类则是以联合乙二醇和二甲亚砜(dimethyl sulfoxide,DMSO)为基础的。第一类中有代表性的是 VS14(EG5.5)和 EFS40 两种玻璃化溶液。VS14 溶液的基本组成为 5.5 mol/L EG 和 1.0 mol/L Sucrose,报道显示,VS14 冻存了各种属哺乳动物的胚胎,并已应用于人类胚胎获得了成功妊娠和分娩。应用此种溶液国内首例玻璃化冷冻人早期胚胎获得成功。在此基础上,Zhu 等观察了其用于临床的效果积累了一些经验,胚胎存活率为 72.7％(691/957),临床妊娠率为 19.7％(35/178)。EFS40 溶液于 1990 年最先报道,含 40％乙二醇(EG)、18％聚蔗糖(fcoll70)和0.3M蔗糖(Sucrose)应用也较广泛。Mukaida 和 Cho 等应用此种溶液分别冷冻人早期胚胎和囊胚,均获得成功妊娠和分娩。在第二类玻璃化溶液中,乙二醇的毒性低,但玻璃化形成能力较差,而二甲亚砜正好相反,两种保护剂配伍使用作用互补,避免了单一保护剂含量过高产生的毒性作用,从而降低了玻璃化溶液的毒性。乙二醇和二甲亚砜都是小分子量渗透性保护剂,分子量相近主要是以等体积浓度比的形式配伍。

近年来由于冷冻载体的改进使玻璃化溶液体积减小,加快了冷冻速率,从而降低了玻璃化溶液的浓度,这使得乙二醇和二甲亚砜的浓度由原来的 25％ 降至 15％ ,Takahashi 等用 15％ EG 和 15％ DMSO 配伍构成的玻璃化溶液冷冻人囊胚,其妊娠率和出生婴儿先天性缺陷率与新鲜囊胚移植的结果无明显差异,显示出此类玻璃化溶液的可行性和安全性。这些众多的玻璃化溶液孰优孰劣,目前尚未达成共识。对于上述两类玻璃化溶液的冷冻效果,有学者等曾对小鼠孵化囊胚冷冻进行了比较,他们用的是 EFS 和 EDFS 两组溶液,结果使用 EDFS 的存活率为93.3％～97％优于 EFS 组,结论是两种渗透性保护剂配伍比单用一种好。另外,Mukaida 等将 EFS40 应用于人类囊胚,但是结果并不如用于早期卵裂期胚胎理想,存活率仅为 45％。而 Vanderzwalmen 等采取人工皱缩囊胚腔的方法后,应用 EFS40 存活率提高到 70.6％。

2. 玻璃化冷冻速率和冷冻载体

实现玻璃化的另一个重要途径是提高冷却速率迅速通过温度危险区。温度危险区指的是标本凝固点温度和玻璃化转变温度之间的区域,冰晶会在这个区域中产生并迅速长大。以足够快的速率通过这个阶段,让冰晶没有时间形成和生长从而达到玻璃化状态。同时较高的冷冻速率能降低冷冻保护剂的浓度和胚胎在投入液氮前与玻璃化溶液的接触时间,减少冷冻保护剂的毒性作用。提高玻璃化冷冻速率的策略是减小标本的体积使之与液氮直接和快速地接触,这样能弱化气态氮的热隔绝作用,加快胚胎与外界的热交换过程,达到提高冷冻速率的目的。

使用传统的冻存载体塑料麦管盛装胚胎限制了降温速率的提高,随后出现了各种不同的开放性冷冻载体。应用开放型拉细式麦管(openpulled straw,OPS)能将冷冻速率由传统麦管的 2 500 ℃/min 提高至 20 000 ℃/min,已成功地运用于哺乳动物胚胎和人类胚胎。实验研究表明用此方法冷冻胚胎效果优于使用传统麦管。Selman 等应用 OPS 玻璃化冷冻了 27 个人原核期胚胎存活率为 66.6％,并获得 2 例妊娠。在 OPS 的基础上又有不同的载体出现,目的都是减小装载标本的体积提高冷却速率。Cremadws 等使用了另一种装载体积更小的载体,他们将标本放在一种微细吸管的尖端,其直径为 0.36 mm 装载标本的容积仅为 0.5 μL,而 OPS 为1～2 μL,冻融后的人桑葚胚和早期囊胚的存活率分别达到73％和82％。

其他的玻璃化载体还有电镜铜网(electron microscope grid)、半麦管系统(hemi- straw sys-tem)、冷冻环(Cryoloop)、冷冻薄膜(eryotop)等等,它们都主要应用于人囊胚的冷冻取得了令人鼓舞的效果。其中冷冻环已成功冻存了哺乳动物胚胎和人的胚胎在研究中应用较多。Takahashi 等在这方面做了回顾性分析,在 4 年里他们运用冷冻环冷冻了 435 个周期 1 129 个人囊胚复苏后存活率为 85.7％,妊娠率、种植率、分娩率分别为 44.1％、29.0％ 和 22.0％,在 147 个出生的婴儿中先天性缺陷率为 1.4％,与新鲜囊胚移植相比无显著性差异,表明用 Cryoloop冷冻囊胚是一种简便快速、安全有效的冷冻方案。使用冷冻载杆的最小容量法(theminimum - volume - cooling method),因其极小的装载容量(约为 0.1 μL),而加快了冷却速度明显提高了冷冻效果 。Kuwayama 等用该法冻融人囊胚的存活率为 99.1％,妊娠率为 42％。

(二)玻璃化冷冻及解冻过程

1. 冷冻过程

将冷冻培养基放入相应的培养皿中,以备冷冻操作(建议使用 NUNC 四孔板更加方便快捷利于操作)。胚胎放入 ES 冷冻培养基,当胚胎皱缩再次膨胀后,立即用巴斯德吸管转移到 VS 冷冻培养基中。

在 1 min 内迅速把胚胎取出,放在 TOP 载杆上,用巴斯德吸管尽量吸出胚胎四周的残留液体,迅速放入液氮中冷却。TOP 载杆上最多可以存放 3 个胚胎,冷却后套上套管,然后放入液氮罐中低温保存。

2.解冻过程

在液氮中将 TOP 载杆的套管用夹子打开,迅速把载杆放入解冻培养基。把胚胎在解冻培养基 TS/DS/WS1/WS2 中,依次进行解冻操作。

(三)进行玻璃化冻存时必须注意下列因素对冻存效果的影响

1.暴露于玻璃化冷冻保护液的时间

缩短暴露时间虽可避免冷冻保护剂对胚胎的毒性,但冷冻保护剂渗入胚胎内不足将导致细胞内冰晶形成,影响冻存结局。因此,适当的暴露时间应当是足够冷冻保护剂完全进入胚胎内的最短时间。

2.暴露温度

虽然降低暴露温度对减少冷冻液对胚胎毒性和避免渗透性休克都有益处。但近年来研究认为,20 ℃~25 ℃的暴露温度对玻璃化冷冻的结局没有明显影响,而且操作方便,节省费用。

3.胚胎的发育阶段

由于不同发育阶段的胚胎其大小、形态膜等特性不同,对冷冻保护剂的渗透性和毒性的敏感程度也有差异,从而影响玻璃化冷冻的结局。随着研究的进一步深入,简捷、有效的玻璃化冷冻方法可望代替程序化慢速冷冻方法,将推动胚胎冷冻技术的发展,使其应用水平达到更高的层次。

第七节　配子冷冻

一、人类卵子的冻存

人类卵子的冻存是为将丧失卵巢功能的妇女保留生育功能,提供生育保障,如肿瘤患者术前将卵子冷冻为将来生育做准备。随着社会发展,妇女的生育年龄延迟,为推迟生育的妇女提前将卵子冷冻,以保证日后生育时卵子的受精能力。对于一部分已丧失卵巢功能妇女(如卵巢功能早衰或染色体异常不宜生育的患者),在接受赠卵治疗不孕过程中,冷冻卵子后在调至患者适于受孕时间,可随时将解冻后的卵子受精等,能避免胚胎冷冻所带来的伦理、法律、道德、宗教等多方面的问题。因此人卵冻存成为妇女生育力有效的储备形式,目前国内外许多生殖医学中心开展并应用卵子冷冻技术,已有许多例妊娠胎儿出生的报道。现阶段卵母细胞冻贮的方法以玻璃化法为主,因其具有缩短冷冻处理所需时间,简化冻存操作步骤,不需要昂贵的程序式降温仪和理想的卵母细胞存活率、受精率等优点。

(一)卵子冷冻的步骤

1.卵子冻存的适应证

(1)患有卵巢恶性肿瘤或易复发囊肿或反复感染需摘除卵巢者。

（2）子宫内膜异位症。

（3）由于种种原因不能生育的健康年轻妇女。

（4）有卵巢功能早衰迹象，卵巢功能减退的患者如血清学检查 LH、FSH≥25 mU/L，而 B 超示卵巢中尚存窦卵泡者。

（5）伦理上冷冻胚胎不允许者。

（6）助孕周期中未受精的卵子均可行卵子冷冻。

2.卵子冻存前的预处理

冻存前卵子的成熟度及卵丘复合物的多少也直接影响冷冻结果。未成熟及过熟的卵子复苏后受精率和着床率均低于正常成熟卵。因此在获取卵子后尽可能选取形态好的 MⅡ卵，并机械除去卵丘复合物，减小卵子的体积，保证卵子冷冻存活率。

（二）影响卵子冻存率妊娠结局的因素

1.冷冻方法的影响

近年来随着玻璃化技术的发展，它也被用于卵的低温冻存，卵母细胞的玻璃化冷冻原理与胚胎、精子及其他哺乳类动物细胞冷冻保存的原理基本相同，实质是在降温的过程中细胞脱水，以尽量减少细胞内外冰晶的形成。玻璃化的基本原理是将冷冻保护剂的浓度提高使冷冻时呈玻璃样状态，避免细胞外冰晶的形成，限制或明显减少细胞内的冰晶生成，减少冷冻损害。同时避免在慢速冷冻中，卵子在防冻剂中过度地缩水或膨胀，这均会导致细胞死亡。

2.卵子的成熟度

人类正常成熟卵母细胞是以卵-冠-丘复合体的形式存在，成熟卵母细胞处于减数分裂的Ⅱ期，由于体积大含水分多及染色体排列在纺锤体的赤道板上等原因，慢速冷冻复苏过程易受到细胞内冰晶形成所造成的损伤，造成复苏率低，受精后胚胎质量差。也有报道认为未成熟卵母细胞对冷冻更敏感，冷冻损伤在 GV 期还要较高，这可能是由于细胞膜的稳定性较低，同时卵母细胞的体外成熟也是一个很大的难题。而在玻璃化冷冻中已显示选择成熟的 MⅡ卵能获得较好的临床结局。

3.受精方式

温度降至低于正常体温 7 ℃时，将发生不可逆的纺锤体变化，其原因可能是冷冻导致细胞骨架受到损伤、透明带硬化、精子穿透透明带能力下降，直接导致冻融后卵母细胞受精率降低。因此，公认冷冻卵子复苏后行 ICSI，现在的受精率已经达 57％，胚胎分裂率达 91％，而且胚胎满意形态比率很高（Ⅰ级胚胎为 14％，Ⅱ级胚胎为 34％）。卵子冷冻复苏、受精后即可移植。

4.冷冻使卵子非整倍体的发生率增加

成熟卵母细胞处于减数分裂的 MⅡ期，由于体积大，含水分多及染色体排列在纺锤体的赤道板上等原因，在冷冻复苏过程中，极易受到细胞内冰晶形成所造成的损伤，尤其是微管系统对热很敏感，在冷冻复苏过程中容易发生解聚。处于减数分裂二期的卵母细胞对冷冻特别敏感，尽管温度恢复到正常纺锤体质量新组合，但是冷冻使非整倍体的发生率增加，因为染色体不可能在重新形成的纺锤体中完全正确排列，复苏的速率对冷冻存活的卵子也会产生影响，最终导致卵细胞死亡或受精率下降流产率增高。

5.其他

还有文献研究了麦管类型对鼠卵子成活的影响，发现密闭式麦管较开放式麦管卵子冷冻存活率高,对卵子纺锤体的损伤少;而且密闭式麦管可以降低卵子冷冻过程中卵子被微生物病原污染的可能性。另外,麦管管壁的厚度、传热性的不同也会在一定程度上影响卵子的冻存率,一般的规律是麦管材料的热传导率越高,管壁越厚,表面积与体积之比越高,实际降温与升温速率就越大。

(三)卵子冷冻的前景

虽然目前冻卵的受精率、卵裂率、着床率和妊娠率均低于新鲜卵,但是卵子冷冻解决了临床所遇到的许多棘手问题。随着玻璃化冷冻技术的发展,改善了冷冻卵子的方法,提高了受精率、卵裂率。

在选用适宜的冷冻方法前提下,通过荧光免疫原位杂交技术对胚胎进行染色体分析发现,冻卵得来的胚胎与新鲜卵得来的胚胎在染色体畸形率方面无明显差异。在控制促排卵周期中,内膜容受性下降可以通过卵子冷冻在以后的自然周期中受精移植,避免了高雌孕激素替代周期中激素不平衡所致的着床率下降。通过卵子冷冻技术,可以像建立精子库一样建立卵子库,解决丧失卵巢功能女性不孕给患者带来的痛苦。随着基础冷冻生物学、遗传学、分子生物学、生物生理学等科学技术的进一步发展,成熟伦理、法律问题的进一步完善,卵子冷冻技术逐渐成熟,将在人类生殖领域中作出更多贡献。

二、精子冷冻

精子冷冻是一个复杂的过程,影响冷冻效果的因素主要包括精子的来源、冷冻稀释液和防冻剂的选择、冷冻和解冻方法的选择。在精子的冷冻过程中外来的压力,如冷休克、防冻剂的毒性、冰晶的形成、渗透压的改变,都会造成精子结构和功能的损伤,其损伤程度则由精子自身对外来压力的耐受能力来决定。不同物种或同物种不同个体的精子在大小、形态、生物化学等方面不同,对外来压力的承受能力也就不同,需要对每一个保存处理环节进行适宜的选择,并综合考虑多个因素的作用,以此优化冷冻程序。

(一)冷冻保护剂

适当防冻剂的加入可以有效减少精子冷冻过程中的冷冻损伤。常用的防冻剂主要包括两大类即渗透性防冻剂和非渗透性防冻剂。渗透性防冻剂是一类含有羟基(-OH)的小分子化合物(如甘油、二甲基亚砜、乙二醇、丙二醇等),它们可以自由通过细胞膜。非渗透性防冻剂是一类不能透过细胞膜的大分子物质(如卵黄糖类、脂蛋白等),主要增加细胞膜结构的稳定性和缓解冷冻损伤。

不同物种精子的防冻剂选择应根据预实验或逐个试验筛选其对该物种精子冷冻保护效果。不同物种的精子对不同防冻剂毒害作用的承受能力和其渗透性也不同。如乙二醇对猕猴精子细胞的渗透性强于其他渗透性防冻剂,可以应用到猕猴精子冷冻中,DMSO 可以用于短尾猴精子冷冻保存中,但不适于猕猴精子的冷冻保存,这与精子细胞自身的毒性承受能力有关。精液冷冻保护剂在冷冻过程中对精子的保护作用是相当关键的,冷冻保护剂配制的好坏直接影响到复苏精子的质量。

目前常用的具有较好保护效果的人类精子冷冻保护剂,是甘油复合型。甘油是最早使用的保护剂可很快渗入精子细胞内,降低细胞内液的冰点,减少冰晶的形成,起到保护精子的作用,精子与保护液作用 10 min 的活力最好。有报道指出甘油的最终浓度为 5%～10%,对人精子冷冻效果最好。

（二）精子冷冻方法

1.快速冷冻法

将精液加到冷冻液中混匀装入冷冻麦管或冷冻管后不经过降温前期的冷平衡而放在液氮面上方的适当高度,利用液氮蒸汽降温至低于 -30 ℃,后直接投入液氮中,进行低温冷冻保存。

2.慢速冷冻法

慢速冷冻法是最常用的精子冷冻保存方法。将精液加到冷冻液中混匀装入冷冻麦管,然后用程序冷冻仪控制完成降温过程或利用液氮蒸汽直接降温,降温至低于 -30 ℃。最终投入液氮中进行保存。

3.玻璃化冷冻法

该方法主要包括快速降温和快速复温两个过程,快速降温是为了避免冷冻过程中细胞内冰晶的形成,快速复温可防止过冷玻璃态下重结晶的发生,从而减少冰晶对细胞的损伤。该方法冷却速率快,很多情况下需要增加渗透性防冻剂的浓度,需要选择对细胞毒性小的防冻剂,这是目前研究精子玻璃化冷冻的重点方向。

4.干燥冷冻法

该方法主要包括冷冻、干燥和保存三个过程,并已成功利用在小鼠精子冷冻保存中。在冷冻的过程中细胞内形成冰晶是不可避免的,但只要不形成对细胞有损伤的大冰晶是不会对精子造成损伤的,随后将冷冻好的精液转入真空冷冻干燥机中进行干燥处理,使精液中固态的玻璃化冰晶直接汽化成气态,进而使精子免受细胞内冰晶所造成的损伤,在保存过程中,该技术不需要液氮或干冰可在 4 ℃长期保存,室温下可长途运输,因此节省了储存空间,减少了运输成本,更经济、更实用。虽然通过该技术所获得的精子都是死精子,并且精子已经失去运动能力和受精能力,但所得精子染色体的完整率很高,可以借助于胞浆内单精子注射技术获取体外胚胎。

（三）冷冻对人类精子的影响

1.冷冻对精子染色体的影响

冷冻对遗传物质的影响包括染色质的过度凝集、染色体畸变(包括数目异常或结构异常)等。精子的冷冻实际上是精子脱水过程中,同时冷冻保护剂渗入精子内取代水分,二者之间渗透压达到平衡,防止过多的水分在降温过程中形成冰晶而损伤精子。由于冷冻保护剂对精子脱水精子膜内的细胞质水分减少,从而使得染色质过度聚集,过度凝聚的结果便是染色质浓缩、转录停止、精子不能进行 DNA 修复,因此冻存导致的 DNA 损伤多半是不可逆的。据研究人及动物精子在冻存后均存在 DNA 断裂增多的现象。虽然大多学者研究的结果是:冷冻对精子遗传物质不产生畸变效果,结构异常和数目异常的发生率均没有显著增多。冷冻精子进行辅助生殖技术所获得的妊娠流产率、输卵管妊娠率、早产、死产、出生的小孩体质量、性别比等与新鲜精子获得妊娠没有差别。但汤召兵等研究发现具有生育能力的精子中,携 X-染色体的精子与携 Y-染色体的精子所占比例发生了显著改变,由冻前的 X：Y＝50：50 变成冻后的 60 185：39 115。而肖清明等采用彗星试验检测不育患者精液冷冻前及复苏后精子核 DNA 链的完整性,发现结构异常和数目异常的发生率虽没有显著增多,但携有 X 染色体的精子比携有 Y 染色体的精子在冷冻后稍增多,且冷冻可能加重冷冻前已有损伤精子核 DNA 链的损伤程度。有些学者发现精子染色质的亚单倍体的发生率在冷冻前后有明显的差异,Ham madeh 等用快冻法与慢冻法进行对比,认为两种冷冻方法均不能防止精子染色质受损,仅慢速冷冻比快速冷冻的受损稍轻。由此可知冷冻对精子遗传物质的影响还未可定论,对子代是否足够安全也还需进一步研究和观察。

2. 冷冻对精子功能的影响

在精子冷冻的过程中各种因素不仅可以破坏精子的物质结构,而且还影响精子的功能,Watson 认为在精液冻融过程中精子的外周环境发生了巨大的变化,精液冻融后,仅部分精子能存活,存活的这部分精子也存在不同程度的功能损害。精子功能的改变可表现为各种酶活性的改变、代谢异常、运动及生存能力低下,从而使受精潜力下降,冻存还可导致精子过早获能,表现为膜的通透性增加、活性氧产生增多、胆固醇与磷脂比例降低等,并导致精子存活时间减短。精子获能顶体反应、精卵融合和雄性原核形成的能力与顶体关系密切,而其中的顶体酶作为受精过程中的关键酶其活性高低,可直接影响精子的受精能力。

顶体蛋白酶在冻融过程中不可避免地受到各种化学和物理效应(如冷冻保护剂毒性、pH、渗透压变化、冰晶形成等)的影响,使得冷冻精子顶体蛋白酶活性丢失或降低。朱伟杰等实验表明,冷冻保存后精子的顶体蛋白酶反应率和成环直径显著降低,说明冷冻解冻过程对顶体蛋白酶功能造成了损伤,造成顶体反应减弱、顶体反应率下降。有研究用人精子与去透明带金黄地鼠卵异种体外受精技术,评估低温冷冻对人精子受精能力的影响发现,低温冷冻使人精子的受精能力显著下降,且降温速度越快受精能力下降越显著。精子膜流动性的变化与精子膜和卵子膜的融合有密切的关系,有研究显示冻存后精子的流动性显著下降,热休克蛋白的表达也明显低于冻存前精子。部分研究还显示冷冻后,精子尾部的线粒体轴丝等损伤造成精子活动率下降、运动形态异常及 a、b 级精子减少、c、d 级精子增多转化和利用葡萄糖及果糖的代谢能力减弱,受精后极体异常、妊娠率下降等。另外,不同配比的保护剂、冷冻速度、冷冻方式和操作过程等对人类精子冷冻复苏后精子的活动能力下降程度也有明显的差异。

3. 冷冻对精子活率的影响

冷冻对精子的影响轻则损害精子的结构和功能,降低受精潜力或伤及遗传物质,重则使精子死亡,影响冻精的复苏率。精子冷冻常用方法有 4 种,包括慢冻速融法、慢冻慢融法、超快速冷冻法和玻璃化法。其中以慢冻速融法最常用。用常规的保护剂精子存活率为 $40\% \sim 70\%$,而生育力与具备正常功能的活精子数有关。

只有正常功能的精子数达到一定临界值时,生育力才能得到保证,因而精液冷冻研究的目标是尽可能地提高冷冻后具有正常功能的活精子数比例。可冷冻对精子的损害不可避免,必然影响精子的活率。精子的活率往往与冷冻的方法、不同的保护剂溶液配比及温度与冷储时间等有密切关系,理想的冷冻效果精子活率能接近新鲜精液,而没有选用合适保护剂的,则可造成精子大量死亡,甚至全无存活精子。

第八节　卵胞浆内单精子显微注射术

ICSI 是指借助于显微操作仪将单一的精子注入卵子中完成体外受精的过程。

一、ICSI 实验室技术

(一)进行 ICSI 时卵子的准备(采卵后 3~6 h)

(1)准备覆油的 ART 即用型透明质酸酶微滴(50~100 μL)的培养皿。

(2)用一支巴斯德吸管将 3~5 枚卵转移至透明质酸酶微滴中,轻柔地吹打卵子。卵丘颗粒细胞开始脱离。每个卵在透明质酸酶中处理的时间不应超过 30 s。

(3)在 HEPES-HTF 冲洗要尽量少的携带透明质酸酶溶液。拆卵的时间不超过 1 min。

(4)观察并评价卵子质量及成熟度。

(5)将挑选好的卵子吸到 HTF 培养基中培养。

(二)ICSI 培养皿的准备

取 Falcon1006 培养皿 1 个,用吸管吸取 PVP,加一滴在培养皿的正中及两旁,两旁的 PVP 滴下方加少量的精子。在 PVP 的上方加 4 滴 HEPES-HTF 培养基微滴(ICSI 时将卵子置入),用平衡好的矿物油覆盖置于 5%CO_2 培养箱备用。

(三)ICSI 的操作步骤

(1)安装、调节显微注射系统,检查显微衡温载物台是否设置在 37 ℃。安装固定针和注射针,调节显微注射装置,使其可灵活地控制抽吸精子。安装注射针时应注意管道系统中有无气泡,如果有气泡,将影响显微注射的准确性。在低倍镜下依次调节固定针和注射针的角度及位置,使其两个针头相对,并与载物台平行(注射针内吸入矿物油)。

(2)将裸化的 MⅡ卵转移到 HEPES-HTF 微滴中每个液滴中,只放置一个卵。

(3)将注射针降入 ICSI 培养皿的 PVP 中,吸入少量 PVP,移入另一含精子的 PVP 微滴中,在微滴上方选择形态正常的精子(由微滴下方游至上方的精子活力更好)。用注射针在精子的尾部中段或中下段制动,从尾部吸入被制动的精子。

(4)将含卵的 HEPES-HTF 微滴移到视野中央,用显微固定针将卵子固定,使极体处于时钟 7 点或 11 点的位置。

(5)将注射针移入含卵的微滴中,并将注射针中的精子推至针尖处,注射针在卵子 3 点处穿刺,卵泡膜达到靠近 9 点处。此过程需加负压,一旦刺破卵泡膜,可见到胞浆和精子的一个快速返流的过程或可见卵泡膜回弹现象,之后缓慢将精子注入卵胞浆内,注射时要尽可能少地带入 PVP。

(6)退出注射针。

(7)退针时固定针保持固定位置,检查穿刺裂孔形态。通常情况下,裂孔边缘呈漏斗状,指向细胞内,则提示卵子的质量较好。若卵黄膜的边缘平坦,则提示卵子质量较差,卵细胞可能随之破裂。

(8)重复选精至注射的过程,直至所有被选中的 MⅡ卵细胞均被注射。将注射过的卵在 HTF 培养基中冲洗 2 次,移入另一 HTF 培养基继续培养。

二、补救 ICSI 的应用

人类精子于 15 min 内即可进入卵丘细胞团。但传统 IVF-ET 中卵子与高密度精子作用时间长。精子代谢物堆积、颗粒细胞及死精子等均会消耗培养液的能量,使卵子处于一个营养不良的环境中,颗粒细胞、精子代谢产生的活性氧化物(ROS)可造成不饱和脂肪酸的过氧化,使细胞膜的流动性受到影响,从而使胞浆膜硬化影响胚胎的分裂、发育、孵出与植入。颗粒细胞可产生 E_2、P,并随培养时间延长浓度增高,体外高浓度 E_2、P 对胚胎有直接的毒性作用,精液质量差时常合并附属性腺炎症,造成白细胞增多,精子活力下降及 ROS 增多,从而对胚胎质量的影响更严重。来源于精子的乳酸盐和 ROS,不但对精卵的作用产生负面影响,同时也影响透明带的硬度和厚度,影响胚胎的孵出。有研究已证实,将配子共培育时间缩短为 $1\sim4\ h$,可以提高胚胎的质量和妊娠率,并且与配子共培育 18 h 相比,胚胎形态学和妊娠率并没有变化。卵子受精 3 h 后从受精液中取出后,在 10% SPS 入输卵管液培养基中继续培养 $5\sim6\ h$。在解剖显微镜下用拉制的巴斯德吸管反复吹吸卵子,以去除卵表面颗细胞至能看清卵周隙内极体。若看到两个独立圆形或椭圆形极体,则为受精卵。对仅看到一个极体的 MⅡ卵挑出进行 R-ICSI(同 ICSI 操作步骤)。应用短时受精可提早观察第二极体的排出,避免完全不受精和低受精率的发生,提高卵子利用率。因此,短时受精后补救 ICSI 的模式越来越被更多的生殖医学中心采用。

第九节　未成熟卵体外成熟培养技术

尽管最初的 IVF-ET 通过自然周期获得成功,但这种方式已被卵巢刺激 IVF 所取代,因为人们认为,取卵数与可移植胚胎数相关,而后者会直接影响妊娠是否成功。然而,使用促性腺激素进行反复的卵巢刺激,会导致患者出现一些严重的长期不良反应,包括升高卵巢过度刺激综合征(OHSS)的概率;一些学者还担心这可能导致卵巢癌、子宫内膜癌和乳腺癌的发病率增高。因此,越来越多的患者开始对自然周期 IVF 和体外成熟(in vitro maturation ,IVM)感兴趣。

一、IVM 的优点及对象

与传统的 IVF 比较,IVM 治疗的主要优点包括如下。

(1)避免包括 OHSS 在内的促性腺激素刺激导致的不良反应。

(2)降低费用。

(3)简化治疗。

理论上所有的不孕女性都可以进行 IVM 治疗。但是妊娠率与取得的卵母细胞数量和可供移植的胚胎数量直接相关。因此,IVM 治疗的最佳对象是 35 岁以下、超声扫描提示多囊卵巢的患者。因为较年轻的女性每个月经周期都有较多可以发育到排卵前阶段的卵泡。

二、未成熟卵母细胞的获得

有两种从卵泡吸出物中寻找和收集 OCCC 的方法。

(一)培养皿寻找

将卵泡吸出物直接倒入培养皿中,在体视显微镜下挑选 OCCC。为了确定卵母细胞是否已成熟,可以采用一项称为"滑动(sliding)"的特殊观察技术。简单来说就是使 OCCC 从培养皿底部的一侧滑向另一侧,同时用体视显微镜观察。在 OCCC 滑动的过程中,可以清楚地观察到卵母细胞的细胞浆内是否含有生发泡(GV)或卵母细胞是否已经将第一极体(1PB)排出到卵周隙(PVS)中。如果卵母细胞的细胞浆内不含生发泡(GV),且卵周隙(PVS)中没有第一极体(1PB),则认为该卵母细胞生发泡破裂(GVBD)或处于减数分裂Ⅰ期(MⅠ)。如果发现成熟卵母细胞,应该在收集后 3 h 内通过 IVF 或 ICSI 进行授精。

(二)细胞过滤网

用一个细胞过滤网(Falcon,352350 细胞过滤网 70 μm 尼龙网)过滤卵泡吸出物。过滤之后收集到的吸出物可以用预热的 IVM 冲洗液冲洗,然后转移到一个培养皿中,在体视显微镜下寻找 OCCC。所有的处理程序都应该在 37 ℃的恒温工作台或器皿中进行。采用细胞过滤网时,每一管卵泡吸出物在采集后要立即倒入细胞过滤网中。可以将细胞过滤网放在装有3～5 mL IVM 冲洗液的培养皿内,置于恒温操作台或器皿中,防止 OCCC 从卵泡吸出到试管,收集的过程中在过滤器内干燥。完成卵泡吸出后,立即用吸液管收集细胞过滤网中的 OCCC,然后马上转移到培养皿中,在解剖显微镜下寻找 OCCC。

三、未成熟卵母细胞的体外培养

(一)IVM-卵母细胞培养液的准备

未成熟 OCCC(最多 10 个)装入盛有 1 mL IVM 卵母细胞培养液的组织培养皿(Falco,60 mm×15 mm)内,放入 37 ℃温箱中孵化。培养液中加入 FSH 和 LH 浓度均为75 m IU/mL。

(二)培养 24 h 后剥去卵母细胞外的卵丘细胞

未成熟 OCCC 放在 IVM 卵母细胞培养液中,置于温箱内培养,并开始24～48 h 的成熟过程。培养 24 h 后剥去所有 OCCC 的卵丘细胞,以确定卵母细胞的成熟度。使用一支拉细的玻璃吸液管,剥去 OCCC 的卵丘细胞层,然后将之浸泡在透明质酸酶溶液中。剥除卵丘细胞后成熟的卵母细胞,采用 IVF 或 ICSI 进行授精。剩余的未成熟卵母细胞(GV 和 MⅠ)将继续培养24 h,此时不需更换 IVM 卵母细胞培养液。

(三)培养 48 h 后挑选成熟卵母细胞

卵母细胞取出(或卵母细胞体外培养)48 h 后,重新检查剩余的剥除卵丘细胞后的卵母细胞,如果此时有卵母细胞成熟(MⅡ),应立即采用 IVF 或 ICSI 进行授精。患者对自然周期IVF 的兴趣越来越大,因为,它的不良反应和不适感较少。虽然由于卵母细胞和可移植胚胎较少,从单次收集卵母细胞来看,自然周期 IVF 的成功率较低,但使用寿命表分析来计算同一时间段内刺激周期 IVF 的累计成功率后发现,在 4 个自然周期 IVF 治疗后,累计妊娠成功率可以达到 46%。因此,可以向所有不孕的女性提供这种治疗,将自然周期 IVF 和未成熟卵母细胞采卵后 IVM 结合起来,而不需要进行卵巢刺激,并且这种治疗具有合理的妊娠和着床率。但是为了达到最大的成功率,必须对每个患者进行个体化的自然周期 IVF 与 IVM 结合治疗。必须进行更多的研究,以阐明卵母细胞成熟的机制,以完善培养环境,提高体外成熟卵母细胞的着床率。

第六章 供精与赠卵的体外受精技术

随着 IVF-ET 技术的不断发展,许多无法获得自身可用精子或卵子的患者也可通过供精或赠卵的 ART 最终获得健康的后代。应该明确的是供精与赠卵的体外受精技术有其各自的适应证,目前各个国家对其中具体的实施细节尚无统一标准,由此产生了众多伦理和法律的争议。同时对于行供精与赠卵 ART 的助孕策略和方案,我国各大生殖医学中心也略有不同。如何获取安全可用的精子和卵子,怎样提高供精与赠卵 ART 的临床妊娠率,供精与赠卵 IVF/ICSI 是否会增加出生子代的遗传缺陷风险,如何看待供精与赠卵 ART 中存在的伦理学问题,都将是本章所要关注的重点。

第一节 供精体外受精技术

由于男方无精子症或男方遗传缺陷所致的不孕症,使用卫健委批准的人类精子库中的供精行体外受精,可能是使这部分患者获得临床妊娠并分娩正常婴儿唯一的途径。供精的体外受精技术包括供精人工授精、供精体外受精-胚胎移植及供精卵泡内单精子注射技术等。

一、治疗前告知

在供者与实施技术的医务人员、供者与后代,供者和受者夫妇均互盲的原则下,按照受者丈夫血型与供精者血型相同,结合供受体貌学历相似的原则供精。所有接受供精患者夫妇均自愿申请接受治疗,由负责供精专职人员与其签署各种相应的术前知情同意书,交代供精治疗过程出现的风险、伦理问题及其随访的重要性,保证随访率达到 100%。主管医师需告知患者即使供精者经过了严格筛查,也不能够避免传染性疾病的风险,而且受孕后出生子代健康、智力及发生遗传病风险与自然妊娠相似,有偶然发生先天性畸形或遗传病等可能性。患者可以在治疗任何阶段放弃或退出该治疗,必要的时候生殖医学中心也可以终止治疗。当行供精体外受精-胚胎移植成功妊娠及分娩后中心禁止将存留冷冻胚胎赠与他人移植。如供精体外受精-胚胎移植未成功妊娠患者,应在 12 个月内进行冷冻胚胎的再次移植,逾期将禁止移植。

二、供精适应证

供精适应证与 AID 相比,供精试管婴儿(IVF-D/ICSI-D)不仅花费多,技术要求高,过程复杂,更因为涉及后续的冻胚移植,短期内难以统计出每份供精的妊娠情况,增加了供精来源的局限性和管理难度,所以对 IVF-D/ICSI-D 适应证的掌握更加严格和准确。

第一,绝对的男性不育。包括各种原因所致不可逆的无精子症,特别是非梗阻性无精子症睾丸或附睾穿刺未发现成熟精子者。对于梗阻性无精子症患者可采用经皮附睾抽吸术(PESA)或睾丸精子抽吸术(TESA)获取可用的精子,并于女方采卵后行 ICSI 助孕。如果患者不能获取可用精子或抽吸后未查见精子,可以考虑使用供精。同时对于严重的少精子症、弱精子症以及畸精子症患者在无法取得可用精子时,也可纳入供精助孕的范围内。

第二,男方和/或家族有不宜生育的严重遗传性疾病。包括确诊为精神、癫痫、严重智力低下(如家族性黑蒙性痴呆、von Gierke 病等)等疾病的患者。对于夫妻双方为近亲结婚或已生育过畸形儿且行染色体检查有异常者,也应考虑行供精体外受精助孕。

第三,各种原因造成性腺受损者。隐睾症或睾丸萎缩者,由于附属性腺功能减退不能获得可用的精子,使用供精是合适的助孕策略。对于曾行睾丸切除术及年轻男性生殖系统恶性肿瘤化疗、放疗后造成的性腺不可逆性损害者,采用供精行辅助生殖技术助孕是唯一的选择。

第四,母儿血型不合,不能得到存活新生儿。夫妇双方因特殊血型导致严重母婴血型不合经治疗无效者,如 RH 血型或 ABO 血型不合者,使用供精可以避免母婴溶血的发生。

三、供精管理制度

所有生殖医学中心使用的供精都必须取自国家卫健委审批批准的人类精子库。患者确定需使用供精后,应在供精管理处登记该患者所需精液的血型数量及其他要求。按照卫健委关于人类精子库的相关法律规定,每一位供精者第一次供出去精液的数量最多只能提供给 5 名不育妇女使用。待使用供精者妊娠结局信息反馈后再以递减方式(下次提供的受者人数＝5 名受者其中已受孕人数)决定下一轮发放精液标本的数量,以确保每一供精者的精液标本最多只能使 5 名妇女受孕。

临床医师及实验室工作人员对于供精者及受精者的基本信息应严格保密,即供精者与受精者双方采取双盲。每名患者的主治医师在女方启动周期前应将供精使用的相关事项告知夫妻双方,夫妻双方签署《供精体外受精-胚胎移植知情同意书》。应该保证每份精液 2 管标本必须为 1 名患者 1 个周期使用,多余标本应销毁。对于第 1 周期行新鲜胚胎移植后未孕且有冷冻胚胎的患者或采卵后由于各种原因取消胚胎移植行全胚胎冷冻的患者,供精管理人应负责督促该患者在 1 年内进行冻融胚胎移植。

四、供精者条件

国家卫健委正式审批的每一个人类精子库都会严格地按照筛选标准选择供精者。供精者的基本条件如下。

(1)供精者必须原籍为中国公民。

(2)供精者赠精是一种自愿的人道主义行为。

(3)供精者必须达到供精者健康检查标准。

(4)供精者对所供精液的用途、权利和义务完全知情并签订供精知情同意书。

供精者需满足的健康检查标准如下。

(1)年龄为 25～45 岁。

(2)身体健康,身高 170 cm 以上,体态匀称五官端正,各器官发育及功能正常。

(3)思路敏捷、言语流畅,举止恰当,动作灵活。

(4)无全身性急慢性病。

(5)内外生殖器正常无炎症。

(6)无性传播疾病(sexually transmitted diseases,STD),包括艾滋病、梅毒、淋病、尖锐湿疣、衣原体及支原体感染等。

(7)无各型肝炎。

(8)本人和直系血亲无遗传病,无先天性缺陷、染色体核型正常。

(9)ABO 及 RH 严格地血型检查。

(10)精液检查必须达正常标准以上(不孕夫妇可以要求供精者血型与不孕夫妇之一相同)。有条件应做精液的功能及生化检查。

五、供精体外受精技术与优生

随着辅助生殖技术出生子代越来越多,子代的健康日渐成为人们关注的问题。根据国家卫健委发布的全国出生缺陷监测结果,全国出生缺陷总发生率约为 1.3%。出生缺陷是指胚胎或胎儿在发育过程中发生解剖学和功能上的异常,主要类型有 4 种:变性缺陷、裂解缺陷、发育不良和畸形缺陷。

目前对 IVF 和 ICSI 是否会增加子代出生缺陷的发生率还存在争议。子代出生缺陷至少 20%～25%由染色体异常或单基因缺陷所致,大部分(65%～70%)原因不明,推测其可能受遗传因素和胎儿环境因素的双重影响。出生缺陷的原因复杂,既包括染色体和基因异常(单基因与多基因),又包括环境因素致畸致突变造成的缺陷。在出生缺陷的众多原因中,父源性的原因为遗传因素和环境因素。

染色体异常是导致原发性男性不育的重要因素之一。因此对原发性男性不育患者,及时进行遗传学检查是十分必要的,因其为进行辅助生殖技术治疗的男性不育患者提供了遗传学依据。造成出生缺陷的父源性危险因素有出生缺陷家族史、接触农药、不良事件刺激和噪声等。对于染色体异常患者通过 PCD 技术尚无法筛选者考虑到子代的安全性,可以借助于供精者精子实行辅助生殖技术,满足夫妻双方获得健康子代的愿望,同时提高出生人口的素质。大量的研究表明,采用供精者精子行辅助生殖技术具有安全性,供精者精子辅助生殖技术比不育夫妇 ICSI 子代出生缺陷发生率低。应该按照严格地筛查制度,对供精者以及受精者进行检查,以避免畸形儿或先天缺陷儿的出生,达到优生的目的。因此要求临床医师以及实验室技术人员遵循以下原则。

(一)建立严格的供精制度

对供精者进行严格的筛选,选择素质较高的供精者对于优生意义重大。这就要求选择供精者的临床医师谨慎操作,认真评估选择高素质的男性作为供精者。同时应对供精者进行遗传学、医学方面的详细检查,并且要对供精者及受精者进行严格的血型检查,避免新生儿患 ABO 或 RH 溶血症的风险。

(二)供精者的受孕能力

其精液各项指标必须达到正常人的标准,并且无感染及凝集现象,以保证受精者获得正常妊娠。应制定留取精液的严格的常规制度,避免精液污染。

(三)防止性病的传播

每一供精者必须排除梅毒、肝炎等感染性疾病。供精的精液必须做淋球菌、支原体、衣原体等病原体培养,同时排除获得性免疫缺陷综合征(human immunoddficiency virus,HIV)感染的可能,阻止性传播疾病。除此之外,还要求供精者进行病毒全套即风疹病毒、单纯疱疹病毒、巨细胞病毒、弓形虫检查,避免新生儿缺陷的发生。

(四)防止不良的遗传因素

应询问供精者的详细病史及对其做全面的全身体格检查,包括染色体核型分析。此外,还应排除家族史中是否有糖尿病、血液系统遗传病(如地中海贫血、血友病及血脂代谢紊乱等)。防止遗传缺陷和多种潜在的高危因素通过配子传给下一代。

（五）对供精者进行备案存档

供精者与受精者之间应采取双盲，双方的基本信息应严格保密。建立供精者永久病历档案，详细记录供精者的个人史、婚育史、家族史、遗传病史、供精次数、受精者是否妊娠等情况。当供精者精液使 1~2 个受精者成功妊娠分娩后，应取消其供精的资格，以降低后代之间近亲婚配的风险。

（六）完善相关法律手续

对于男性不育患者临床医师应严格控制受精者的条件。在征得夫妻双方的同意并签署供精体外受精知情同意书后，方可实施供精辅助生殖技术助孕。

六、供精体外受精技术中的伦理问题

采用供精体外受精的患者多为久婚不育者，心理上承受了来自社会、家庭的多方面压力。同时供精的使用让第三者的遗传物质进入了家庭，打破了传统的双亲血缘关系造成了潜在的不稳定家庭因素。通过供精体外受精出生的婴儿面临着"遗传学"和"社会学"上的两个父亲，谁是孩子真正的父亲？"遗传学父亲"具有一种血缘的权利，但是道德和法律只承认"社会学父亲"的权利与义务，这二者之间必然存在矛盾，形成了复杂的伦理问题。

对于使用供精造成的伦理争议，国际上迄今为止仍未有统一的标准或法规。一部分人持血缘关系的亲子观点即以血缘关系和遗传物质决定亲子关系，"遗传学父亲"有决定性的作用；另一种观点则认为血缘关系从属于赡养关系即"社会学父亲"应占主导地位。包括中国在内的许多国家普遍接受后一种观点，肯定"社会学父亲"的合法地位。我国法律明文规定捐赠精子、卵子和胚胎者对出生的后代既没有任何权利，也不承担任何义务。受方父母作为孩子的父母承担孩子的抚养和教育。捐赠者和受方夫妇出生的后代必须保持互盲，医疗机构和医务人员须对捐赠者和受者的有关信息保密。这一法规既肯定了"社会学父亲"的权利，也对"遗传学父亲"进行了保护和权利的限制，有利于受方家庭关系的稳定。大多数国家的伦理委员会都强调并且认为，供精者不应因捐赠精子而得到报酬，否则会使精子成为一种商品，在社会上进行买卖，使一部分人获得不法的收入。国家卫健委在 2003 年公布的《人类辅助生殖技术和人类精子库伦理原则》中明文规定，供精应该只能以捐赠助人为目的禁止买卖，仅给予捐精者必要的误工、交通和医疗费用。此外，对于人类精子库应该进行严格的监管，保证供精科学合理的利用。

第二节　赠卵体外受精技术

1984 年，Latjen 等报道了第一例卵巢功能早衰（premature ovarian failure，POF）患者采用激素替代周期（hormone replacement treatment，HRT）行卵子赠送分娩正常新生儿的案例。1987 年 Serhal 和 Craft 成功地应用简化的激素替代方案，使受卵者成功妊娠，并创立了延长生殖阶段的概念。我国的首例赠卵试管婴儿诞生标志着我国的体外受精-胚胎移植技术已日趋成熟。至此国内的多家生殖医学中心开始开展赠卵体外受精-胚胎移植技术。随着这一技术在辅助生殖领域的不断推广,许多医学和伦理的争议开始涌现,不同国家和地区对于受卵者的年龄、指征以及新生儿的权益等问题均有较大争议。

一、卵子赠送的指征

行赠卵体外受精技术之前,首先要明确哪些患者能够作为受卵者,关于这一点,国内外生殖医学中心已基本达成了共识。

(一)卵巢早衰

有资料统计,50%的受卵者为卵巢早衰患者。主要包括特发性的、遗传性的如 Tumer 综合征、自身免疫性的和医源性的如手术或放化疗所致的卵巢去势。目前普遍接受的关于 POF 的定义是 40 岁以前卵巢功能衰竭,也即卵巢衰竭早于所研究人均平均绝经年龄两个标准差。特发性 POF 的病理学表现为卵巢萎缩、卵子或卵泡耗竭,同时这些患者往往合并有生殖器萎缩或存在染色体异常。免疫性 POF 多数存在或伴随免疫性疾病,外周血中存在多项抗体或补体异常。

(二)卵巢抵抗综合征(ovarian resistant syndrome,ORS)

ORS 是由于卵巢对于 FSH 受体缺乏敏感以及腺苷酸环化酶系统缺陷所致。该类患者卵巢内卵泡处于休止状态,不能正常发育成熟,临床上表现为闭经、第二性征正常、FSH 和 LH 水平都增高。

ORS 患者一般染色体正常,不存在明显的染色体缺陷,且对于 FSH 受体不敏感状态存在可逆性。

(三)遗传性疾病基因携带者或染色体异常

常见的有染色体平衡移位、Robertson 移位、X 性连锁疾病、X-染色体畸变、常染色体显性或隐性遗传病等。尽管 PGD 为这类患者提供了选择正常的胚胎的机会,但该项技术价格昂贵,程序复杂,使许多患者无法承受。而对于 PGD 失败者也仍有可能选择赠卵体外受精技术助孕。

(四)反复体外受精失败

失败的原因包括卵巢对促排卵药物反应性差、多次采卵失败、由于卵子异常导致的多次受精失败或胚胎种植失败等。

(五)绝经期和围绝经期妇女

有研究表明,年龄在 45 岁以上的妇女,行自身胚胎移植后妊娠率显著降低。因此,寻求供卵行体外受精不失为一种提高妊娠率的可行方法。

二、卵子来源

长期以来国内外各家中心都面临着卵子供不应求的僵局。目前大多数生殖医学中心认可的卵子来源主要有以下几点。

(一)匿名的志愿供卵者

在欧美一些国家某些妇女愿意实施促排卵和采卵,并将卵子无私地捐赠给不知姓名的受卵者。在这些国家她们是最大的潜在供卵者来源,但也是引起伦理道德关注最多的群体,因为对卵巢的过度刺激和手术采卵也是存在一定风险的。共享匿名卵子可以获得非常高的供卵周期妊娠率,这是非共享不可能达到的。

(二)受卵者的亲属或朋友

由受卵者的亲属如姐妹或朋友捐赠卵子,避免了血亲结合的风险,同时受卵者还可为孩子选择更好的遗传基因。

(三)经历辅助生殖技术治疗夫妇捐赠的剩余卵子

在某些时候一些接受辅助生殖技术助孕的不孕患者会自愿地将他们的剩余卵子捐赠给受卵者。这一方式的优点在于捐卵者不必承担额外的医疗风险,因其本身就需要促排卵及采卵。但是由不孕妇女捐赠的卵子本身可能就存在发育异常,因此,较由能生育的志愿者捐赠的卵子的胚胎种植率或妊娠率低。根据国家卫健委关于开展人类辅助生殖技术规范的有关规定,赠卵是一种人道主义行为,只限于人类辅助生殖治疗周期中剩余的卵子。

(四)冷冻卵子

冷冻技术的发展使冷冻卵子成为新的卵子来源。冷冻卵子的受精问题由于"ICSI 技术"的应用而得到解决。

(五)未成熟卵体外培养

通过未成熟卵的体外成熟方法,可使医师获得更多卵泡细胞,并建立起与精子库相似的卵子库,从而有希望从根本上解决卵子的来源问题。随着辅助生殖技术的发展,逐渐出现了冷冻未成熟卵泡不同发育阶段的卵泡和卵巢组织。这些技术的日益成熟将为赠卵提供新的来源。

三、供卵者与受卵者

就治疗有关方面的咨询,应该注意的是在进行卵子赠送项目之前,对于所有的供卵者和受卵者都应该提供详细、完整和连续的咨询服务,内容应包括如下几点。

(1)应向供卵者详细地指出供卵可能出现的并发症,包括出血、感染、腹胀、腹痛、月经改变、卵巢过度刺激综合征及发生相关肿瘤的可能性。

(2)向供卵者及受卵者详细地讲解体外受精(常规体外受精及卵泡浆内单精子注射)和胚胎移植的相关问题。

(3)使受卵者明确受卵发育的胚胎可能存在的目前技术不能预测的出生缺陷及遗传疾病问题。

(4)对于受卵者的卵巢功能及子宫内膜容受性要有详细恰当地评估,使患者对于自身状况有清楚的认识。

四、供卵者的筛选

供卵者应满足的基本条件,包括年龄<35 岁,家谱正常,无家族性遗传病史,自身染色体正常,无精神疾病,排除各类传染病,包括艾滋病、梅毒、肝炎等;供卵者的生理特征应与受卵者相似,如血型、肤色、毛发和瞳孔颜色等。

五、胚胎移植的方案

胚胎移植周期方案的选择取决于以下两点,受卵者的卵巢功能可进行新鲜或冻融胚胎移植。对于无卵巢功能的患者必须采用激素替代周期移植胚胎。此外,对于年龄较大、月经周期不规律或反复 IVF-ET 周期中内膜发育不良的妇女,也建议使用激素替代周期进行胚胎移植。关于胚胎移植的时间,文献报道应在使用雌激素的 5～35 d,但以 12～19 d 为好。虽然适当延长卵泡期等待赠卵者采卵或等待子宫内膜达到预期的厚度,并不影响成功率,但 Remohi 等的研究认为雌激素的应用时间最好不要超过 9 周,否则 45% 的患者可能因突破性出血而取消周期。值得注意的是,对于围绝经期或绝经期妇女长期应用雌激素,还应警惕雌激素依赖性肿瘤的发生。开始加用孕酮的时间最好是赠卵者注射 hCG 次日或采卵日。

有卵巢功能的患者可以选择自然周期方案,在子宫内膜容受性最大的种植窗期进行胚胎移植。种植窗期是指排卵后 5~7 d,子宫内膜存在的一个容许胚胎植入的容受性最大的极短暂的时期。可以通过连续的血清激素和阴道 B 超监测确定这一时期,即在受卵者血 LH 峰第 3~4 天进行胚胎移植。供、受者之间 LH 峰相差在 24 h 内者移植成功的可能性较大。

六、供卵者与受卵者同步的方案

对于使供卵者与受卵者周期同步的方法,国内外各大生殖医学中心普遍采用的是调整受卵者周期与供卵者同步的方案。这一方案又分为两种形式如下。

(1)受卵者于胚胎移植的前一周期开始使用口服避孕药或肌肉注射黄体酮,以推迟月经周期,达到预期的撤退性出血,使受卵者的周期与供卵者同步。

(2)使用 GnRH-a 降调节方案,从受卵者月经第 5 天开始对供卵者肌内注射 HMG/FSH 诱导排卵。

七、卵子赠送结果的影响因素

影响卵子赠送结果的因素包括胚胎与子宫内膜发育的同步性、HRT 治疗方案、卵子或胚胎的质量、胚胎移植技术、移植周期数以及受卵者的年龄等。其中控制供卵者的胚胎发育与受者的子宫内膜成熟同步最为关键,是决定子宫内膜对胚胎接受性的主要因素,也是影响赠卵 IVF 妊娠率的主要因素。与此同时子宫的生理情况、移植胚胎的质量及移植的难易程度也是影响受卵者妊娠结局的主要因素。下面将分别从受者因素、供者因素以及胚胎移植三个方面讨论。

(一)受者因素

1.子宫内膜同步化的程度

受卵者的子宫内膜是否与供卵者的卵子发育同步化是获得妊娠的关键。有研究表明,正常的子宫内膜种植窗出现的时间依赖于给予孕酮的时间,一般于黄体酮后的 48 h 左右,出现持续约 4 d。通常将胚胎移植的时间控制在周期的第 17~20 d,而在周期的 18~19 d,种植率是最高的。同时也有证据显示 4~8 细胞阶段胚胎移植的最佳时间是孕酮治疗的 4~5 d,而对囊胚来说则是孕酮治疗的 7 d 左右。

大量研究发现子宫内膜的厚度与妊娠率密切相关。研究显示,当子宫内膜厚度 ≤8 mm 时,妊娠率显著下降。因此,对于卵巢丧失内分泌功能的患者利用外源性类固醇激素创造合适的子宫内膜环境是非常必要的。类固醇激素能促进子宫发育,促使子宫内膜发生周期性的改变,从而提高其对胚胎的容受性。而且能够诱导内源性 LH 峰和子宫内膜雌孕激素受体的产生,改善机体的内分泌环境。类固醇激素替代方法很多,但原则上都应与自然周期中激素的分泌方式类似。

2.受卵者的卵巢功能

就受卵者有无卵巢功能对成功率的影响说法不一。有研究报道,对无卵巢功能和有卵巢功能的受者分别进行卵子赠送治疗结果,前者妊娠成功率明显高于后者。但也有报道显示,卵巢早衰患者与非卵巢早衰者接受赠卵后的在妊娠率方面无差异,且二者在种植率、流产率等方面也相似。

3.受卵者的年龄

学者们普遍认为,随着女性年龄的增长,其子宫内膜的容受性是降低的。有研究者将来自同一供卵者的胚胎分别移植到<39岁组和40~49岁组受者的子宫内,结果二组的着床率分别为24.8%和14.9%,每周期妊娠率分别达到47.3%和24.5%。另一项研究结果也证实了这一点,发现在实施自然周期胚胎移植的患者中,临床妊娠率与受者的年龄增长明显呈负相关,提示子宫内膜对胚胎的容受性随着年龄的增长,出现下降的趋势。但最近的研究显示,在行HRT治疗的移植周期中,受卵者的临床妊娠率与其年龄的增加并无明显相关性。

4.受者的其他因素

对于受卵者,既往有无妊娠史和分娩史是否影响卵子赠送治疗结果,目前尚存在争议。有报道提示,有妊娠史和分娩史的受卵妇女更易于妊娠,但不能排除其中有利的男性因素。国外学者通过研究发现精子质量对卵裂率有直接影响,而其中精子形态较精子活率影响更大。同时,不同病因的受卵者妊娠率亦不相同,如Turner综合征患者的妊娠率就较低。

(二)供者因素

1.供者的年龄

由于人类的生育能力随着年龄的增长而逐渐下降,所以供卵者的年龄对赠卵周期结果的影响是显而易见的。大多数研究发现,年轻妇女的赠卵移植给年老妇女后,其妊娠率可以恢复到正常水平。因此普遍认为供卵者的年龄对卵子的质量有重大影响。同样的研究结果表明,供者的年龄越大,赠卵周期的成功率越低。为了确证这个问题,有研究者在分析了多个赠卵周期后发现,供卵者的年龄能够预测治疗周期的成功率,并且是选择供卵者的主要因素,因其能直接影响卵子的质量,进而影响妊娠率。

2.妊娠史

对于供卵者有无妊娠史对治疗结局的影响,有学者研究表明,选择有妊娠史者作为供卵者进行赠卵,其妊娠率明显高于无妊娠史者。因此认为供卵者的既往妊娠史,可以作为预测受卵者胚胎移植后结果的一个参考指标。对于这一结果的一个合理解释是有妊娠史的供卵者已证明其有生育的能力,而无妊娠史的供者生育潜能是未知的。

(三)胚胎移植

1.移植胚胎的质量及胚胎的发育阶段

移植胚胎的质量对赠卵的结局起着决定性作用,而移植胚胎的发育阶段对其妊娠率亦有重要的影响。有研究者发现,囊胚期移植可以明显提高周期妊娠率,第3天胚胎移植的妊娠率显著低于第5天胚胎移植的妊娠率。

2.移植胚胎的方式及数量

部分研究者认为,移植方式不同,其妊娠率亦有差异。在超声引导下进行胚胎移植简单易行,并可以通过选择胚胎移植的位置而显著提高赠卵的妊娠率。但也有相反的结果。国外一些研究者发现腹部B超引导下,胚胎移植并不能提高受者的妊娠率,而仅能使异位妊娠率下降。关于胚胎移植的数量,我国人类辅助生殖技术规范规定,每周期移植胚胎总数不得超过3个,其中35岁以下妇女第一次助孕周期移植胚胎数不得超过2个。这样既可避免三胎以上妊娠,又不会降低妊娠率。

3.移植胚胎的周期数

大量研究表明,赠卵是否获得成功妊娠还与胚胎移植周期数有关。有报道称,移植周期数超过 3 次者,其妊娠成功率明显降低,可能与受者自身的子宫内膜缺陷有关。

八、妊娠维持

(一)妊娠监测

一般在移植后 14～16 d 进行血 hCG 测定,确定受卵者是否妊娠,如果妊娠,则继续维持用药。移植后 28～30 d 行 B 超检查,确定受卵者是否为宫内妊娠以及孕囊数、胚胎存活情况等。如果存活胚胎数≥3 个,则于孕 7～9 周行减胎术。

(二)黄体支持

年轻妇女自然周期妊娠后可以不用黄体支持。但对于年龄较大或存在黄体功能缺陷的妇女,应给予 hCG 或黄体酮支持黄体功能,以维持早期妊娠。需要注意的是,行激素替代治疗的受卵者,妊娠后必须使用类固醇激素维持妊娠。目前推荐的维持量为口服补佳乐 2～4 mg/d,肌内注射,黄体酮 40～80 mg/d,剂量和疗程均应个体化至孕 7～9 周开始减量,孕 10～12 周停药。

九、并发症

卵子赠送获得成功妊娠的妇女,产科并发症的发生率相对较高。有研究表明,赠卵 IVF 妊娠的产科并发症较常规妊娠的发生率显著增加,尤其是妊高征、中、重度子痫前期、妊娠糖尿病等。其主要原因是高龄和多胎。由于目前缺乏可靠的预测胚胎的生存和种植潜能的指标,以及胚胎冻融技术存在的缺陷,极易导致多个胚胎移植继而引发多胎妊娠。多胎妊娠给孕妇及其家庭带来一系列的心理、社会和经济问题,特别是高龄多胎妊娠。其母婴并发症(如低体质量儿、早产、产后出血、妊高征、胎膜早破等)的发生率明显增加。有资料统计,我国的早产发生率为 4%～5%,个别地区达 9%,国外报道约为 10%。因此,提示临床医师,在对患者进行卵子赠送治疗之前,应提供详尽的医疗咨询,并且对重要器官的功能作出正确的评价。

第七章 子宫内膜容受性与黄体支持

第一节 子宫内膜容受性

辅助生殖技术（assisted reproductive technology，ART）发展多年来，IVF-ET 已成为临床治疗不孕的主要手段之一。随着促排卵方案的成熟及胚胎培养技术的不断提高，目前 IVF-ET 的临床妊娠率已高达 40%～60%，但胚胎着床率仅为 20%～30%。许多研究认为，母体子宫内膜对胚胎的接受能力-子宫内膜容受性，与着床过程密切相关。据报道，60%的胚胎种植失败由不合适的子宫内膜容受性造成。增高子宫内膜容受性将有助于改善胚胎着床的微环境，从而提高试管婴儿的妊娠率。现将子宫内膜容受性的相关因素分述如下。

一、子宫内膜

（一）子宫内膜活检

通常情况下于黄体期行子宫内膜活检术，取子宫内膜组织，进行病理学检查，以了解子宫内膜的形态分期及分泌功能。但是子宫内膜活检术是一个创伤性检查，且与胚胎着床是不同步的，因此进行着床环境的评估是不准确的。此外，子宫内膜活检术还潜在有不能排除意外妊娠而导致流产的风险。

（二）宫腔容积

宫腔容积是评价子宫内膜容受性的新指标，在三维超声下自宫底部与宫颈内口处的子宫肌层与子宫内膜交界处进行线条勾勒后即可测得。有数据显示，子宫内膜容积<2 mL 时，胚胎着床率和临床妊娠率较低。妊娠组的子宫内膜容积显著高于未妊娠组，且该指标在妊娠群体中呈现出明显更大的特征，提示子宫内膜容积的动态变化或可作为预测妊娠结局的早期参考指标之一。

（三）内膜厚度

子宫内膜是胚胎种植场所。子宫内膜的厚度类型、容积与胚胎着床有着密不可分的关系。子宫内膜厚度是经阴道二维超声容易测得的超声参数，是 IVF-ET/ICSI 周期了解子宫内膜生长情况的主要方法。许多学者研究了子宫内膜厚度和子宫内膜容受性的关系，其结论存在争议。虽然有人认为超声测量子宫内膜厚度并不能预测 IVF-ET/ICSI 的结局，但 Orvieto 等研究证实，子宫内膜厚度较高者妊娠率较高。Zohav 等研究亦表明，移植日和两周后子宫内膜体积和厚度的变化情况可以预测妊娠结局，且妊娠率和子宫内膜厚度在 6～17 mm 呈线性增高关系。子宫内膜是雌孕激素作用的最直接的靶器官，在适量的雌孕激素的共同作用下，子宫内膜快速增长，从而使子宫内膜厚度达到适宜胚胎着床的理想厚度。但是目前尚无足够资料说明内膜厚度与妊娠之间的线性关系。Child 等研究发现，虽然在采卵日内膜厚度和妊娠率不相关，但在移植日两者却呈正相关。Yuval 等认为内膜厚度 7 mm 是成功妊娠所必需的。Hung 等还发现子宫内膜厚度在 9.0～12.0 mm 妊娠率最高。我们的前期研究也表明，子宫内膜厚度是间接反映宫腔容积及子宫内膜容受性的指标。

（四）子宫内膜类型

目前，对 hCG 日子宫内膜类型的研究较多。有学者等通过对不孕患者的超声研究发现，妊娠组与非妊娠组内膜各种类型所占比例有差别，但两组之间内膜类型的分布有很多的重叠。研究认为 hCG 日 A 型子宫内膜最有利于胚胎着床。排卵后黄体期颗粒细胞和黄体细胞开始分泌孕酮子宫内膜发生相应的变化，为胚胎着床作准备。子宫腺体增长弯曲，腺腔扩张并充满腺细胞的分泌物在 B 超下显像即为 C 型内膜，因此，在种植窗期 C 型子宫内膜在功能上更适合于胚泡的植入，可成为预测子宫内膜容受性的一个新的客观指标。

（五）子宫内膜血流

血流的相对速度可以通过血流向前流动的阻力进行评估，即流阻可用以下几个参数表达如下。

(1)RI＝（收缩期峰值流速－舒张末期流速）/收缩期峰值流速，其数值变化范围为 $0 \sim 1.0$；其缺点在于如果舒张期为反向，血流则不能测量。

(2)PI＝（收缩期峰值流速－舒张末期流速）/平均流速，其优点是可对更多的波形进行测量，缺点是必须测量平均流速（超声仪内存可完成此过程）。

(3)S/D＝收缩期峰值流速/平均流速，该方法虽简单，但未考虑具体波形。综合运用这 3 种参数能很好地反映子宫内膜血供情况。

研究表明，妊娠者的子宫动脉随时间推移，血流量增加，PI 显著下降。PI＞3 时妊娠率非常低。因此内膜血流方式及内膜舒张期血流被认为是预测临床妊娠率的指标。内膜血运与内膜容积相关，但与内膜厚度无关，故内膜厚度稍欠佳，内膜血运较丰富的患者仍然具有较高的子宫内膜容受性和期望妊娠率。由此在内膜血运欠佳的患者可口服小剂量阿司匹林，以增加内膜容积和内膜血流，减少血流阻抗，提高妊娠率。这种观点已为生殖学家达成共识。

（六）子宫内膜运动波

近期一些研究表明，子宫内膜运动波对子宫内膜容受性具有重要影响。经阴道超声能够观察内膜运动的频率、方向及速度，具体有 5 种形式如下。

1 型：CF 波，子宫颈内口起始向子宫底部；2 型：FC 波，子宫底部起始向子宫颈内口；3 型：OPP 波，同时从宫颈内口和子宫底部开始传播；4 型：Random 波，从子宫腔不同部位开始传播；5 型：Noact，子宫内膜无明显运动。正向运动即 CF 波，内膜负向运动即 FC 波。排卵前期正向运动和负向运动，多见排卵后负向运动消失，卵泡期运动速度逐渐增加，而排卵后运动速度下降，可能是优化胚泡与内膜之间的运动，从而有利于着床。有研究认为，内膜负向运动可能是造成治疗成功率低的原因，因而尝试用小剂量山莨菪碱抑制内膜负向运动，从而提高了治疗成功率，证实内膜运动在一定程度上可反映内膜的功能状态。

（七）胞饮突

胞饮突（pinopode）是有学者通过电子显微镜观察鼠的子宫内膜，发现内膜上皮细胞表面的微绒毛，在着床期消失，取而代之的是一种形态较大的、光滑的突起。有学者发现，内膜上皮细胞可以摄取注入鼠宫腔内的示踪剂，推测这种结构具有胞饮作用，进而命名 pinopod（胞饮突）。还有学者等发现，胞饮突出现在排卵后的 1 周左右，在 2 d 内发育并退化，平均出现在自然周期月经的第 $20 \sim 21$ d，且胞饮突持续时间不超过 48 h，与子宫内膜最大容受性出现的时间一致,而且其发展与黄体中期的白血病抑制因子(LIF)及其受体、孕酮及整合素相联系。目前了解到,胞饮突的作用,有防止上皮细胞表面对胚胎的清除,介导上皮细胞对液体和大分子物质的摄入,使宫腔体积减小而闭合,从而有助于胚胎在子宫内膜的定位,增加黏附过程中内膜上皮细胞和胚胎滋养外胚层细胞的接触面,帮助胚胎与子宫上皮表面更接近。故目前胞饮突被认为是子宫内膜容受性形态学的标志。胞饮突的数量与胚泡着床存在正相关关系,是着床期子宫内膜的形态学标记,其发育依赖孕激素,雌激素则限制其发育。

二、性激素及其受体

(一)雌孕激素

生殖激素包括雌激素和孕激素,是引起子宫内膜周期性变化的主要激素。在内膜增生期,雌激素可能通过与其受体结合,促进内膜腺体的增生及间质的水肿,适量的雌激素使子宫内膜能接受和传递胚泡给予的信息,而孕激素能促进子宫内膜向分泌期的转化,使螺旋小动脉卷曲和糖原积聚。性激素不但影响内膜的厚度、超声形态,而且导致内膜组织结构的改变。Punyadeera等利用小鼠建立多种着床模型,证实雌激素是胚胎着床过程所必需的。在雌激素的研究中发现,雌激素的作用较复杂,小剂量雌激素能使子宫内膜接受胚胎的信息传递,且能控制种植窗期的长短。大剂量雌激素则可以缩短种植窗期。孟昱时等研究显示,移植日雌激素水平与妊娠无关,孕激素水平与妊娠率有显著性差异,$P > 60$ ng/mL 时,临床妊娠率达44.4%。但最新的研究证实,妊娠组黄体期 E_2 水平与不孕组有明显差异,黄体期 E_2 水平可作为成功临床妊娠的标志。

近年来,有关促排卵周期增生末期血浆孕激素升高与生殖关系的研究较多。一般认为,增生末期血浆孕激素 > 0.9 ng/mL 为升高,是使子宫内膜发生分泌期变化的最低有效浓度。控制性超排卵(controlled ovarian hyperstimulation,COH)周期中增生末期血浆孕激素升高者,卵子受精率低流产率高。而血浆孕激素正常者则相反。研究也观察到,血浆孕激素升高组及血浆孕激素正常组,卵子成熟度和卵裂率虽无差异,但血浆孕激素升高组植入率及继续妊娠率较正常组低,表明增生末期血浆孕激素升高,使子宫内膜过早地呈分泌期变化,改变了子宫内膜的可容受性,使植入窗提前关闭,因而不利于受精卵植入。目前对 COH 中卵泡发育晚期血清孕酮浓度对 IVF 的影响尚存争议,但多数学者认为与血清孕酮浓度的临界值有关。究竟其临界值是多少,目前尚无统一意见。

合理的 P/E_2 比值是胚胎着床必需的,研究显示,P/E_2 的均数在 130 左右,更有利于胚泡植入。低 E_2 水平使内膜成熟障碍,导致植入相关基因的表达异常,而过高的 E_2、P 可能导致子宫内膜在接受和传递信息方面发生变化,从而降低了子宫内膜的容受性。因此,在 IVF-ET 周期中黄体支持的剂量也应控制在一定的范围内,才有利于提高胚胎种植率,而不是越多越佳。

(二)雌孕激素受体

子宫内膜是雌激素、孕激素作用的靶器官。而雌、孕激素通过雌激素受体(estrogen receptor,ER)、孕激素受体(progesterone reeptor,PR)实现对子宫内膜的调节。有学者认为,雌激素可以促进 ER、PR 及其他的因子的生成。分泌期孕酮的升高及 PR 的降调是触发着床起始的关键因素。雌激素促进孕激素受体的表达,而孕激素抑制其表达。胚胎着床时孕激素浓度升高,对 PR 起降调作用,使子宫内膜在胚胎着床期呈现最大限度的可容受性。而 PR 的下调启动了子宫内膜的功能分化以及分泌蛋白的产生。在月经周期第 19 日子宫内膜腺上皮的 ER、PR 突然消失,其降调与胞饮突同时发生,故认为 ER、PR 是胚胎着床的标记。研究表明,在 COH 周期中,着床期子宫内膜组织发育成熟延迟,使得 ER、PR 降调不良,从而,围着床期子宫内膜容受性降低,导致临床妊娠率低。

三、相关细胞因子

子宫局部分泌的细胞因子及细胞黏附因子,能控制子宫的多种功能及胚胎的发育过程,并参与着床过程子宫内膜容受性的调节。发育早期的胚胎和妊娠开始的母体子宫,均表达各类调控因子,它们对着床过程各阶段起诱发作用。各种因子的表达及相互协调是妊娠的关键。自 20 世纪 80 年代中期以来,细胞因子在着床过程中的调节作用,受到研究者广泛重视。

(一)白血病抑制因子

白血病抑制因子(leukemia inhibitory factor,LIF)是一种典型的多功能细胞因子,是影响子宫内膜容受性最关键的细胞因子之一。妊娠妇女的内膜活检发现,LIF mRNA 的表达在月经的 18~28 d,高峰期是 20 d。而妊娠妇女子宫内膜的 LIF 的表达是不孕妇女的 2 倍。在原因不明性不孕症患者中,LIF 的分泌从增生期到分泌期是逐渐减少的。Chen 等建立了 5 种 LIF 基因缺失小鼠模型发现,LIF 基因缺失小鼠胚胎发育正常,但却不能着床,其子宫内膜无蜕膜反应。若将该基因缺失的小鼠胚胎移植到有 LIF 基因表达的小鼠子宫内,或在 LIF 基因缺失宫腔内注射重组 LIF,则胚胎可以发育到足月。试验已证实,LIF mRNA 和 LIF 蛋白的表达在人月经周期呈周期性,增殖期表达低,分泌中晚期表达明显增高,这与胚胎着床一致。推测 LIF 促进胚泡着床并维持妊娠。体外试验发现在植入窗口期,LIF 可上调整合素 β_2 的表达,促进胚胎的黏附及着床。围着床期表达 LIF 是判断内膜对胚泡是否具有接受性或胚泡能否着床的主要标志之一,是胚胎正常发育的关键因子,同时也是着床启动调节因子。有充足证据表明,LIF 在人类生殖活动中扮演关键角色,若子宫内膜没有 LIF 的表达,则胚胎不能着床。

(二)表皮生长因子

表皮生长因子(eidermal growth fator,EGF)是一类连接特殊受体的蛋白质,有细胞分化和增殖作用。与生殖有关的是 EGF 家族,包括 EGF、转化生长因子(transform growthfactor,TGF)和双调蛋白等,均与 EGF 受体结合。其中,TGF 包括 TGF-α 和 TGF-β。TGF-β 对着床有直接作用,它通过刺激滋养层诱导的着床位点,黏附蛋白的表达调节胚泡滋养层的分化,有助于滋养层的黏附。正常月经周期中,TGF-β 高表达于胞饮突完全发展时期(即月经周期的第 21~23 d)的腔上皮和腺上皮细胞。研究发现,在种植窗期 EGF 显示短暂的表达。肝素结合性表皮生长因子(heparin-binding epidermal growth factor,HB-EGF)是 EGF 家族中的新成员,1991 年 Higashiyama 等首先从人组织细胞淋巴瘤 U-937 巨噬细胞样细胞培养液中分离纯化出来,并鉴定其属于 EGF 家族,且具有一个特殊的肝素结合区,故命名为 HB-EGF 其生物活性与 EGF 类似,但促细胞分裂活性较 EGF 强。前期研究表明,种植窗期妊娠组子宫内膜中 HB-EGF 的表达,明显高于未妊娠组,提示种植窗期子宫内膜 HB-EGF 的表达有可能成为预测 IVF-ET 妊娠结局的新指标之一。

(三)血管内皮生长因子

血管内皮生长因子(vascular endothelium growth factor,VEGF)是重要的血管形成因子和血管通透因子,由内皮细胞和子宫内膜中的巨噬细胞产生。近年来研究发现,VEGF 参与调节子宫内膜的生长、胚胎的发育、卵巢血管的生成,在女性生殖领域起着重要的作用。VEGF 与相应的受体结合后,具有多种生物学功能,如血管内皮细胞的增殖、血管生成、增加血管通透性改变细胞浆内的浓度、刺激磷酸肌醇形成、介导信号转导、改变内皮细胞基因的表达等。在分泌期子宫内膜毛细血管密度增加、血管通透性增加,有利于胚胎的着床。Rabbani 等的研究发现,VEGF 在受精卵植入期对子宫内膜血管的通透性及血管的增殖起关键作用。动物研究表明,VEGF 及其受体的表达部位存在从普遍表达到着床位点,局部高表达的转变,同时还发现胚胎滋养细胞也表达 VEGF,提示 VEGF 可作为植入胚胎与接受态子宫内膜的血管结构之间的局部信号分子。

(四)整合素 3

整合素 3(AVB3)为一组二价阳离子依赖性的跨膜糖蛋白,由 A、B 两个亚单位以非共价键的形式构成异源二聚体,介导细胞与细胞、细胞与细胞外基质之间的黏附反应。在月经周期的不同时期,子宫内膜表面表达的整合素种类数量均不同。在黄体中期,AVB3 表达有特殊变化提示与子宫内膜的容受性、受精卵的植入有关。上皮在胚胎植入时的接受状态,包括黏附分子的表达和再分布,推测子宫内膜的 AVB3 可能参与了植入的链级反应。

当囊胚与子宫内膜接触时,滋养细胞须识别接触胞外网状组织,如层粘连蛋白胶原、纤溶酶等。胚胎和子宫内膜的多糖蛋白与 AVB3 对胚胎的植入起作用。电镜下可以看到胞饮突的出现与植入窗口期出现的时间吻合,而 AVB3 特异地出现于胞饮突上。不正常 AVB3 的表达与原因不明的不孕、内膜异位、输卵管积水、黄体功能不全及多囊卵巢综合征(polyeysticovary syndrome,PCOS)等有关。研究发现,AVB3 水平正常的妇女妊娠率高于不正常妇女的 2 倍。因此,AVB3 的表达是 IVF-ET 周期预测妊娠率的极有价值指标。

四、血清中的微量元素

微量元素是人体生长发育、维持正常生理功能必不可少的元素,与生殖关系极为密切。目前微量元素与生殖生理、病理之间的关系的研究,已成为生育不育研究的新课题。子宫内膜酶作为生物催化剂,与孕卵植入及植入后内膜的生长发育关系密切,而微量元素参与内膜酶的构成与激活。因此,研究子宫内膜微量元素,如锌(Zn)、铜(Cu)、铁(Fe)、锰(Mn)等,在生育和不育研究中尤显必要。

研究发现,正常妇女黄体期,子宫内膜 Zn 高于卵泡期,而血清中则相反。黄体期 Zn 优先从血浆蛋白中游离出来,而被子宫内膜摄取,从而调节内膜 E_2、P 与受体的结合。不孕妇女子宫内膜 Zn 和 Fe 低于正常妇女,而血清 Zn 和 Fe 高于正常妇女,表明微量元素在体内各组织中的形成和分布具有不均一性,提示体内微量元素异常分布和代谢紊乱,可能是原因不明性不孕因素之一。并且,显示自排卵后 $7\sim8\ d$,即黄体中期正常妇女子宫内膜 Zn 与内膜厚度呈正相关,提示子宫内膜 Zn 可成为预测子宫内膜厚度的有力参数。资料表明,在子宫内膜中生殖激素与其受体的相互作用依赖于 Zn。其机制可能如下。

(1)内膜中甾体激素的受体为含 Zn 蛋白质,Zn 参与其中形成"锌指"的环状结构,影响子宫内膜激素受体的浓度和效应。

(2)子宫内膜核酶和蛋白质合成过程中的关键酶含 Zn,金属酶制约着子宫内膜的容受性。

(3)子宫内膜 Zn 通过协同、置换或拮抗作用,干扰其他微量元素的代谢和生物学作用。由此推测,不孕妇女子宫内膜 Cu 和 Mn 增高,可能是继发于 Zn 浓度的减低,因此,低 Zn 可能与原因不明性不孕有关。

五、基因学研究

从基因水平研究,子宫内膜容受性对生殖调控、生殖疾病防治及提高人类 ART 妊娠率具有重大意义,有望为众多不孕症患者带来新希望。基因芯片技术的应用为更全面了解子宫内膜动态改变和着床过程分子生物学机制提供了一个良好的技术平台。Popovici 等在 2000 年首次运用微阵列技术,在体外研究人类子宫内膜间质细胞分化时的基因表达。到目前为止,已经在子宫内膜发现了 5 611 个转录因子。很多基因在子宫内膜高表达,可能作为特异的内膜标志物。

(一)同源盒基因

同源盒基因(homeobox gene,HOX)是进化中相对保守的转录因子家族,是一类调节胚胎发育及细胞分化的主控基因。HOX 中的 HOXA10、HOXA11 与胚胎着床密切相关。HOXA10 在决定子宫内膜容受性方面起着主导作用。研究发现,其 mRNA 在正常女性子宫内膜上皮和基质中均有表达,它通过激活或抑制下游靶基因的转录来诱导子宫内膜成熟,并介导胚胎着床。研究表明,HOXA10-/-小鼠可以存活,但表现为不孕,其能正常排卵并受精,但胚泡不能着床,或植入后不久即死亡并被吸收。把 HOXA10-/-小鼠的胚胎移植到野生型假孕小鼠子宫,能正常妊娠,但将野生型小鼠胚胎移到 HOXA10-/-小鼠子宫中,却不能正常植入存活,表明 HOXA10-/-小鼠子宫内膜缺乏胚胎着床环境,子宫内膜不能达到容受状态,导致胚胎死亡和植入失败。有学者用透射电镜观察到,经转染 HOXA10 反义链以封闭小鼠子宫内膜HOXA10 的表达,可导致胞饮突数量显著减少;反之,若在胞饮突正常形成之前,使子宫表达HOXA10,则会增加胞饮突数量。说明 HOXA10 为胞饮突形成所必需,提示 HOXA10 参与子宫内膜基质细胞增殖和上皮细胞形态变化,有助于子宫内膜容受性的形成,促进胚泡着床。HOXA10 的蛋白产物可直接调节 AVB3 的表达,且 HOXA10 表达降低时,AVB3 mRNA 表达亦降低,表明 HOXA10 通过激活其下游基因发挥作用。HOXA10 具体作用机制尚有待于深入研究,相信其有可能会成为子宫内膜容受性的基因学标志物。

(二)肠三叶因子

Kao 等比较肠三叶因子(TFF3)在子宫内膜增殖期和胚胎着床期的表达发现,其在增生期表达增强,认为 TFF3 通过促进内膜上皮迁移增加子宫内膜容受性。Borthwick 等发现,TFF3 在增生期表达增高,因此,认为 TFF3 是反映内膜功能的良好标志物。

(三)其他基因

子宫腔上皮(luminal epithelium,LE)是种植的启动点,是胚胎诱导基质反应的中介,为建立子宫内膜容受性所必需。Campbell 等对假孕小鼠种植窗期 LE 基因表达进行研究发现,有 447 种转录产物在种植窗期的变化有统计学意义,其中 140 种可能成为 LE 标记物的基因,它们分别与 LIF 信号途径、前列腺素途径、雌二醇-孕酮途径有关。Haouzi 等对患者同一月经周期的不同分泌期进行子宫内膜活检,首次证实层粘连蛋白-3、微管相关蛋白-5、血管生成素样因子-1、内分泌性血管内皮生长因子、核局部因子-2 五种基因在种植窗期表达上调,有可能成为 IVF 或 ICSI 失败后的检测指标和子宫内膜容受性新的基因标记物。

正常子宫内膜通常在月经周期排卵后 6～10 d 允许胚胎着床,这一时期的子宫内膜容受性最高称为种植窗期(window implantation)。此期的子宫内膜从形态学和功能上为胚泡的着床和早期受精卵的发育作好了充分的准备。子宫内膜只在种植窗期才允许胚胎植入,其容受性受多种因素调节。从 20 世纪 50 年代以来人们已在组织学、细胞形态学乃至分子生物学等各层次对子宫内膜做了大量研究,用来评价子宫内膜容受性。但是至今没有一种指标能够直观准确地应用于临床实践。相信随着研究的深入,这些问题将逐渐得到解决,并成功应用到人类辅助生殖技术中去,成为指导临床改善子宫内膜容受性的指标,并最终提高 IVF-ET 的妊娠率。

第二节 黄体功能不全与黄体支持

一、自然周期黄体功能不全

孕酮是卵巢分泌维持正常月经周期的女性激素,在月经周期黄体期高、滤泡期无或极低。其正常值在卵泡期为 0.6～4.7 nmol/L,黄体期为 5.3～86 nmol/L。黄体功能不全又称黄体期缺陷(luteal phase defect,LPD),通常是指孕酮值在黄体期低于正常值,由 Jone 于 1949 年首次提出,它是指排卵后卵泡形成的黄体发育和功能不全。因黄体功能不全,合成和分泌孕酮不足或黄体过早退化,以致引起子宫内膜分泌反应不良,难以维持胚胎的种植和早期发育,而引起不孕、流产、月经紊乱等综合征。临床上,以分泌期子宫内膜发育延迟,内膜发育与胚胎发育不同步为主要特征,与不孕或流产密切相关。据资料统计,不孕症中有3%～10%由 LPD 引起,复发性早期流产中有 35%～67%是由于黄体功能不全引起。

(一)病因

自然周期黄体缺陷的发生机制多与排卵前 LH 分泌的高峰呈脉冲节律性释放,调控卵泡排卵和颗粒细胞黄素化有关。因此,任何影响 LH 分泌的因素均可间接影响孕酮的合成和分泌导致黄体功能不全。

(二)诊断

1.基础体温测定法

此法常用来粗略地判断排卵时间及黄体功能。在正常排卵周期中,基础体温测定(BBT)往往在排卵后 2～3 d升高 0.39 ℃～0.4 ℃,且持续 10 d 以上直到黄体正常退化时下降,随之月经来潮。一般认为,若黄体期体温升高迟缓(>2 d)、基础体温的高温期持续时间短于 10 d、平均升高温度低于 0.39 ℃、BBT 曲线呈"阶梯型"缓缓上升或不稳定等,则提示可能存在黄体功能不全。但是以 BBT 曲线变化估计黄体功能情况并不精确,BBT 测定误差较大,故不宜单独用以诊断 LPD,但在指导选择子宫内膜活检和激素测定时间方面,仍是一个较好的方法。所以临床上应该以 BBT 为参考选择合适的子宫内膜活检或激素测定时间。

2.子宫内膜组织活检

子宫内膜活检时间各家意见不一。有些医师主张在黄体早期、中期和晚期做内膜活检,对判定子宫内膜的成熟度更为可靠。1950 年,Noyes 等描述了排卵后子宫内膜的时相变化,认为是月经周期的第 21～23 d活检,也有人认为在第 24～28 d 较合适,因为这时组织学变化可反映孕酮对子宫内膜的累积作用。目前有学者认为,从排卵后至月经来潮前1~3 d,或月经来潮12 h之内,进行子宫内膜活检,即被用作判断有无排卵及诊断黄体功能不全的金标准。虽然月经来潮时取内膜活检,可以避免因意外妊娠而导致的流产,但是此时的子宫内膜已经失去成熟时的形态表现,只能报告月经期的子宫内膜有无分泌期改变。根据 Noyes 标准,确定内膜成熟程度,凡内膜组织时相落后于标准时相2 d者为内膜成熟落后,即可作为判定黄体功能不全的依据。

有学者按子宫内膜腺体和间质的分泌转换程度及其是否同步,将其分成三型即腺体发育延迟型、间质发育延迟型及间质-腺体发育紊乱型。

3.激素测定

(1)黄体期血清孕酮测定:BBT 易受睡眠情况、服药、饮食、疾病等因素的影响而干扰子宫内膜活检的选取时间,影响诊断,且又属于创伤性手术,不易被患者接受,尤其异相子宫内膜(指黄体分泌孕酮功能正常,血清孕酮水平正常,但子宫内膜发育分泌不良、成熟延迟现象)不是黄体功能不全的特异性表现,所以,测定黄体期的孕酮水平对诊断就显得尤为重要。单次血清P测定结果不足以真实提供诊断依据,故一般采用排卵后的第5天、第7天、第9天的同一时间测定,取其平均值。正常黄体期血清孕酮平均值含量标准存在争议,目前公认的标准是此平均值<10 ng/mL为黄体功能不足。

(2)24 h尿孕二醇测定:黄体中期 24 小时尿孕二醇总量低于 5 mg/24h 时,可提示黄体功能不全。此项检查方法存在收集标本较麻烦的弊端,目前使用者较少。

二、ART 中黄体功能不全的原因

(一)超促排卵

超促排卵最早由 Edwards 和 Steptoe 提出,超促排卵会引起黄体功能不全导致 IVF-ET 失败。其后的研究也证实在 IVF 周期中存在黄体功能缺陷。其原因可能如下。

(1)卵巢刺激引起多个卵泡生长,使排卵后即黄体早期的血清雌激素浓度异常升高、孕酮浓度提前升高、子宫内膜由增生期提前转为分泌期、"种植窗"提前开放和关闭、子宫内膜发育和胚胎发育不同步、子宫内膜容受性降低、胚胎不能种植。有研究表明子宫内膜提前发育3 d则无妊娠发生。

(2)黄体早期的雌激素和/或孕酮的异常升高,通过负反馈影响垂体黄体生成激素(LH)分泌,导致 LH 减少,溶黄体提早发生,黄体发育不良。

(3)大剂量外源性人绒毛膜促性腺激素(hCG)诱发排卵,可能通过负反馈降低黄体期 LH 浓度,导致黄体功能不全。

(4)在人类黄体中发现存在雌激素 α 和 β 受体,故推测,雌激素可直接作用于黄体,而影响其功能。

(5)卵泡穿刺术本身引起的卵泡结构损伤。颗粒细胞是黄体激素分泌的主要来源,随着每个卵泡抽吸掉的颗粒细胞可达$(1\sim2)\times10^6$,因此,使相关激素的分泌受损。卵母细胞吸出时,部分颗粒细胞丢失,将导致黄体期产生激素的细胞减少。

(二)促性腺激素释放激素激动剂

由于绝大多数 IVF-ET 周期中,使用促性腺激素释放激素激动剂(Gonadotropin releasinghormone agonist, GnRHa)进行降调节 GnRHa,引起垂体抑制,使得垂体功能恢复相对推迟。

GnRHa 能抑制内源性 LH 峰,避免卵泡的过早黄素化,防止卵泡提前成熟,可降低 ART 周期取消率,促进卵泡发育的同步化,改善卵细胞质量,提高妊娠率。有学者分析表明,对外源性促性腺激素反应正常的妇女,在 IVF 周期中使用 GnRHa,能提高妊娠率 80%～127%。但是另一方面 GnRHa 对垂体的抑制作用会导致内源性 LH 不足,从而使黄体期孕酮水平低下。有报道垂体功能在停止使用长效 GnRHa 后 16～22 d 才开始恢复。但此时 LH 浓度仍低于生理水平(0.09～1.9 IU/L),即使在卵泡早期就停用 GnRHa,使黄体期 LH 的分泌得到部分恢复,但是孕酮的生成并未增加。子宫内膜活检证实,在应用 GnRHa 后的黄体中期子宫内膜发育落后腺体细胞发育停滞。孕酮水平的降低不仅会影响子宫内膜发育,而且影响子宫收缩。用超声观察子宫收缩频率和方向,可发现在胚胎移植时高频率的子宫收缩,可影响胚胎定位,干扰着床、降低妊娠率。

(三)促性腺激素释放激素拮抗剂

促性腺激素释放激素拮抗剂(gonadotropin releasing hormone antagonist,GnRHA)与 GnRHa 不同,垂体在数小时后就能恢复对 GnRH 的反应。正常妇女使用 GnRHA 后黄体期长度和孕酮浓度均正常,表明其对自然周期黄体期无不良影响。故有学者主张卵泡晚期使用 GnRHA 不需要黄体支持。初步观察在宫腔内人工授精周期中使用 GnRHA 时,不加黄体支持是安全的。但体外实验显示,GnRHA 虽不影响人黄体颗粒细胞分泌类固醇激素,但减少血管内皮生长因子(VEGF)的分泌,而 VEGF 对维持黄体功能有重要作用,可增强卵泡的微血管网,促成正常黄体的形成。多项研究认为,在 IVF 周期中使用 GnRHA 会导致黄体期功能缺陷。Beckers 等证实,在使用 GnRHA 的 IVF 周期中,没有黄体支持会导致黄体期 LH 水平低下,孕酮浓度降低,溶黄体提早发生,妊娠率下降。Tavaniotou 等对赠卵者使用 GnRHA 超促排卵周期的黄体期与自然周期的黄体期进行比较,发现 LH 浓度降低、黄体期缩短,因此认为有必要进行黄体支持。总之,使用 GnRHA 的 COH 会引起黄体功能异常,目前多数学者也支持对使用GnRHA的COH进行黄体支持。

三、黄体支持

黄体支持对妊娠的积极作用,主要体现在诱导子宫内膜向分泌期转变,增加子宫内膜容受性,以利于受精卵着床,以及作用于子宫局部经一氧化氮等因子,促使血管及平滑肌舒张而抑制宫缩。黄体支持的补充以天然孕酮的研究及应用最广,不宜使用合成黄体酮,因为人工合成的黄体酮(如安宫黄体酮、炔诺酮类)有溶黄体作用,可抑制自身黄体激素的分泌。但随着多种给药方式的出现,单纯的天然孕酮针剂,已经不能满足临床需要。目前,尚无公认的最佳黄体支持的方案,各个中心药物的选择、剂量、剂型和时间各异。使用的药物有人绒毛膜促性腺激素(human chorionie gonadotropin,hCG)、孕激素、雌激素等。

(一)黄体期支持的药物选择

1. 人绒毛膜促性腺激素

hCG 的黄体支持效应是间接发挥作用的,与孕酮相比,其优点是不仅刺激雌激素、孕酮持续分泌而且可刺激其他尚未明确的影响,胚胎种植的黄体产物的分泌延长黄体寿命,改善超促排卵引起的黄体功能不足,其作用机制更符合生理需求且不需要每天使用。多项资料分析结果已证明,hCG 的黄体支持作用与天然孕酮具有同等的效果。

使用方法为在 hCG 诱发排卵后第 3 天、第 6 天和第 9 天用 1 000/2 000 IU 或 2 000 IU 隔天使用。在应用 GnRHa 的 ART 周期,hCG 作为黄体支持能有效提高孕酮浓度,延长黄体寿命,增加妊娠率,降低流产率,改善 ART 的结局,其作用得到公认。但最近有研究表明,hCG 在妊娠率和流产率上与孕酮无差异,没有优越性,反而增加卵巢过度刺激综合征(OHSS)的风险,而且会干扰妊娠试验,现多数已被孕酮取代。至于在孕酮基础上,加用 hCG 的价值。有学者总结了 59 个研究后认为孕酮联合 hCG 与单用孕酮无差别。hCG 的主要缺点是增加 OHSS 发生的风险,并有可能使黄体期的 E_2 增加到不合适水平颠倒 E/P 比例,影响胚胎植入。因此,一般认为当取卵前期患者血清 E_2 浓度 > 2 500 ng/L 时,应尽量避免用 hCG 黄体支持治疗。

2. 孕激素

目前,多数生殖医学中心以孕酮为首选药物。有实验证实,天然孕酮能通过自身受体,生成一种称为孕酮诱导阻断因子的中介蛋白 PIBF,其促使辅助性 T 细胞(Th)向 Th2 型转化,并使 IL-4 等细胞因子增加,同时抑制 Th1 型细胞因子,与其他药物相比,似乎更有利于胚胎植入。天然孕酮剂型有口服、针剂、阴道制剂多种,最佳剂型仍未统一。

(1)口服制剂:微粒化孕酮胶囊(utrogest)常用剂量为 100 mg,3 次/天。由于肝脏首过效应,口服微粒化孕酮 90% 以上被完全代谢,因此,需要加大口服剂量才能达到使子宫内膜转变的组织最小孕酮浓度。与其他剂型相比,口服制剂妊娠率低效果较差,且会引起催眠、镇静、嗜睡、恶心、面色潮红等不良反应,故多不主张口服用药。

(2)针剂:常用剂量 20～100 mg/d。孕酮针剂能提高血清孕酮浓度改善黄体功能,提高胚胎移植率和妊娠率改善 IVF 结局,其疗效已较为肯定。但针剂需要每天给药,且因为是油剂会引起疼痛、局部红肿、过敏甚至无菌性脓肿,患者耐受性较差。卵巢黄体分泌的孕酮为 17-α-羟孕酮,目前认为用 17-α-羟孕酮作为黄体支持更符合生理需求。Unfer 等比较 17-α-羟孕酮己酸盐(17-OHPe)针剂(341 mg/次,每 3 d 1 次)和孕酮阴道制剂(90 mg/d)后,认为 17-OHPe 更优、且接受性好,可作为黄体支持更好的选择。

(二)黄体支持的给药方式及剂量

1. 给药方式

(1)肌肉注射:目前黄体支持的给药方式仍以肌内注射为主,特别是使用黄体酮时。肌内注射能迅速达到一定的血药浓度不存在首过消除的顾虑。但毫无疑问,这是一种创伤性的干预手段。在 IVF 治疗后,长达 2～3 个月的肌肉注射,给患者造成极大的精神和肉体上的痛苦,且注射本身引发的疼痛、过敏、无菌性炎症反应等局部皮肤问题,都是难以长期接受的原因。在通过不断改进药物剂型,以使其他给药方式能达到相似的黄体支持效应下,肌内注射可能会被逐渐取代。

(2)口服给药:黄体支持的口服给药品种渐趋多样化。口服给药最方便,且不受地域条件限制,但肝脏首过效应大大降低了药物的生物学活性。地屈孕酮则能有效克服此问题,达到期望的血药浓度。

(3)阴道制剂:阴道制剂药物溶解后,直接经局部组织血管进行物质交换,使子宫局部的孕酮浓度明显高于血浆浓度,与肌内注射方式相比兼有无创性和局部作用强的优点。由于阴道给药的舒适性及上述优点,许多发达国家都将其作为黄体支持的首选方式。但由于经济文化的限制,许多患者对于阴道给药的接纳程度不佳。随着人们对疾病的认识程度及接受能力改善,阴道使用药物正逐渐得到普及。

（4）其他：近年来研究均提出,采用 GnRHa 作为黄体支持,但样本十分有限。随着新的研究以 GnRHa 用作黄体支持喷鼻剂也可能成为另一种给药方式。

2.给药剂量

关于黄体支持药物的最适剂量,目前仍无统一标准。孕酮联合 E_2 的黄体支持方案的有效性较大程度取决于其中 E_2 的剂量。在黄体期长方案的 ICSI 和常规 IVF 周期中 E_2 以 6 mg/d 给药较 2 mg/d 和 10 mg/d 能显著提高妊娠率,但在 GnRHA 周期中未发现这种差异。hCG 用于黄体支持时,考虑到引起 OHSS 的风险,各中心针对不同受者采用的剂量范围较大,一般为 1 000 U 至 5 000 U,每 3 d 1 次,共 4 次注射。不同剂量间的黄体支持作用比较鲜有报道,但有学者等研究证明,1 250 U 至最大 5 000 U 的给药,对以 GnRHa 诱发排卵的 OHSS 高风险患者不增加 OHSS 发病。

第八章 宫腔内人工授精

人工授精是通过非性交方式,将精液放入女性生殖道内,按精液的来源不同分为夫精人工授精(artificial insemination with husband' sperm AIH)和供精人工授精(artificial insemination by donor ,AID)。人工授精实施的前提是腹腔镜或子宫输卵管造影证实至少一侧输卵管通畅。

人工授精方法包括阴道内人工授精(intra-vaginal insemination,IVI)、宫颈周围或宫颈管内人工授精(intra-cervical insemination,ICI)、子宫帽人工授精(intravaginal insemination with a cervical cap,IVI)和宫腔内人工授精(intrauterine insemination ,IUI)。

第一节 夫精宫腔内人工授精

IUI是将精液经洗涤优化取 0.2~0.5 mL 精液,用导管通过宫颈注入宫腔。IUI 原理是为了减少妨碍精子前进的因素,如酸性环境和宫颈黏液的干扰,使经过浓缩、活力高、形态正常的精子尽可能地接近卵子,从而易于受孕。IUI 是人工授精中成功率较高且较常使用的方法。

一、IUI 的适应证

(一)男方因素

1.精子质量问题

(1)精子浓度≤15×10^6/mL。

(2)PR≤32%。

(3)严重的精液量减少不足 1 mL 以致精液不能接触通过宫颈口与宫颈黏液。

(4)精液液化时间长或不液化。

2.解剖异常

严重尿道下裂、逆行射精。

3.精神神经因素

阳痿、早泄、不射精。

(二)女方因素

1.解剖异常

阴道宫颈狭窄、子宫高度屈曲。

2.宫颈因素

宫颈黏液少或宫颈炎症致宫颈黏液黏稠不利于精子穿透。

3.免疫性因素

女性通过抗精子抗体产生补体介导的精子的细胞毒性作用干扰精子在宫颈黏液中的制动顶体反应与获能直接妨碍受精。或因感染、创伤或突发性因素等可致血睾屏障受损诱导自身免疫。

4.不明原因不孕

在确诊不明原因性不孕之前,首先应排除男性因素、子宫、输卵管或排卵障碍等因素的影响。除典型的精液分析、排卵监测、子宫和输卵管通畅情况检查外,评估应视具体的患者而异。有盆腔粘连或子宫内膜异位症的症状或病史的妇女应考虑进行腹腔镜检查。在排除免疫性因素不孕后符合以下条件为不明原因不孕。

(1)证实女方有规律的排卵周期。

(2)性交后试验阳性。

(3)两次精液分析正常。

(4)腹腔镜检查盆腔正常。

二、IUI 的方案及授精时机

(一)自然周期人工授精

对女方有规律的月经周期既往监测有排卵证据。根据患者月经周期于女方月经周期第 9~10 d 开始 B 超监测卵泡,同时测尿黄体生成素(luteinizing hormone,LH)。当卵泡直径达 18~20 mm、尿 LH 峰出现行 IUI 一次,24 h 再次超声检查若优势卵泡消失再次人工授精一次。

(二)促排卵周期人工授精

月经或黄体酮撤血后第 3~5 d 开始克罗米芬(clomiphene citrate,CC)或来曲唑(letro-zole,LE)口服或人绝经期尿促性腺激素(human menopausal gonadotropin,HMG)注射促排卵。CC 50~100 mg/d 连用 5~7 d,LE 2.5~5 mg/d 连用 5 d;HMG 75 IU/d 至人绒毛膜促性腺激素(human chorionie gonadotropin,hCG)日停药。月经周期第 10~11 d 开始 B 超监测卵泡发育情况,同时测尿 LH。当卵泡直径达 18~20 mm、尿 LH 峰出现予 hCG 50 00~10 000 IU,注射 hCG 后 24 h 内行 IUI 一次,36 h 再次超声检查若优势卵泡消失再次行 IUI 一次。

李海仙等人研究证实,IUI 使用促排卵的临床妊娠率明显高于自然周期单纯口服药物(CC/LE)组妊娠率,低于联合注射 HMC 组,这与促排卵后增加了排卵的数目和改善了卵泡的发育,hCG 诱导排卵后多个卵泡的不同步破裂增加了精卵结合的概率,使 IUI 妊娠率升高有关,而 HMG 促排卵数量多于单纯 CC 或 LE,这一结论与国内外大多数研究相一致,但是促排卵药物的使用也增加了多胎妊娠率和卵巢过度刺激综合征(ovarian hyper stimulation syndrome,OHSS)的发生。如何既不降低妊娠率又不增加多胎妊娠率和 OHSS 的发生,这是目前辅助生殖技术助孕的难点。

IUI 促排卵周期至少要保证有大于 1 枚卵子排出,才能保证本周期有妊娠的可能性;同时促排卵过程中,必须控制优势卵泡的数量,减少多胎妊娠及 OHSS 的发生。肖劲松等在研究不同促排卵方案在 IUI 治疗中的效果时发现,来曲唑(LE)或克罗米芬(CC)联合促性腺激素(Gn,如 HMG)组的优势卵泡数显著多于单一用药组,差异有统计学意义,可能原因是 LE 或 CC 联合 HMG 促进卵泡生长,导致优势卵泡数增加。研究显示,CC 可导致 15%~50%的患者内膜薄,其机制可能是由于 CC 的抗雌激素效应和半衰期较长。LE 对子宫内膜发育及宫颈黏液无负面作用,促进单卵泡生长的特点,研究认为 LE 联合 HMG 优势卵泡数控制在 3 枚以内,且无子宫内膜薄等不良结果,在宫腔内人工授精是较理想的促排卵方案。

目前我中心还采用 CC 或 LE 联合 HMG 促排卵方案,即月经周期第 3~5 天开始 CC 100 mg/d 或 LE 2.5~5 mg/d,连用 5 d,第 9 天给予 HMG 75~150 IU/d 至 hCG 日停药。联合用药方案与全程 HMG 促排卵方案比较,所需费用及 B 超监测减少是一种有效的促排卵方案且可避免 OHSS。

三、IUI 的精液准备

(一)精液标本的收集

(1)通过手淫方式取精收集在无菌、无毒的容器内,如不成功,可通过性交方式,将精液收集于无毒的容器内。

(2)黏稠或有抗精子抗体的精液可以收集在一含有培养液的小瓶内。

(3)若精液少于 1 mL 最好分次收集射精的精液标本。

(4)逆行射精的精液必须先用碳酸氢钠碱化尿液,然后排空膀胱,通过手淫法射精,再排尿到一清洁无毒的容器尿中,可见精子并用 Percoll 收集。

(二)精液标本的处理

1. 上游法

(1)取 3 支试管依次吸入 0.5~1 mL Quinn's 1020(试管上注明姓名)。

(2)以 1∶1 的比例依次注入 0.5~1 mL 精液倾斜 45 ℃放置入培养箱 1 h。

(3)依次将 3 管上游液吸入离心管内离心 300 g×10 min(标明患者夫妇姓名)。

(4)弃去上清液,在试管内加入 0.5~0.8 mL Quinn's 1020 后倾斜 45°放置入 CO_2 温箱 30 min 二次上游。

(5)将上游液再次吸入另一试管备用(标明姓名)。

2. PureCeption 梯度离心洗精法(也适用于轻度少、弱精患者)

(1)将 1.5 mL 40% Upper phase 缓慢放置于 1.5 mL 80% lower phase 的离心管内。

(2)将孵化的精液 1.5~3 mL 加入离心管内。

(3)200 g 离心 20 min 弃上清液。将沉淀物转入另一装有 2 mL 含 10% SPS Quinn's 1006 培养基的离心管内混匀 200 g 离心 5 min。

(4)弃上清液将沉淀物转入另一装有 2 mL 10% SPS Quinn's 1020 培养基的离心管内混匀 200 g 离心 5 min。

(5)将沉淀物转入另一装有 2 mL 10% SPS Quinn's 1020 培养基的离心管内混匀 200 g 离心 5 min。

(6)弃上清液将沉淀物打散混匀后,加入装有 0.5 mL 10% SPS Quinn's 1020 培养基的圆底管内,置于二氧化碳培养箱内孵化备用。

(三)特殊精液的处理

1. 液化异常

精液液化时间较长向精液中加入等量的 Quinn's 1006 培养基。反复吹吸混合液,使其充分混匀,再用 PureCeption 梯度离心法处理,首次离心速度可提高至 400 g,时间延长到 20~25 min。之后的处理同 PureCeption 梯度离心法 4~6。

2. 少、弱精

将精液置于培养箱中孵化 30 min 后用微量 PureCeption 梯度离心法处理。

(1)在 15 mL 离心管内加入 80%、40%Pure Ception 各 0.3～0.5 mL。

(2)再加入 1～2 mL 精液离心(300 g×20 min)弃上清液。

(3)将沉淀转入另一装有 2 mLQuinn's1020 培养基的离心管内混匀 300 g 离心 5 min。

(4)将底部含精子沉淀物转入另一装有 2 mL 10%SPS Quinn's1020 培养基的离心管内混匀 300 g 离心 5 min。

(5)将离心管底部含精子沉淀物打散混匀,再缓慢贴管壁加入 10%SPS Quinn's1020 培养基 0.3～0.5 mL 置二氧化碳培养箱内孵化备用。

3.冷冻精子的处理

同少、弱精的处理方法。

四、IUI 的操作方法及黄体支持

(一)IUI 的操作方法

(1)患者取膀胱截石位保持膀胱适度充盈。无菌生理盐水擦洗阴道和宫颈培养液清洁宫颈管内黏液。消毒干棉球将阴道多余液体吸净。

(2)实验室人员将处理好并标记患者夫妇双方姓名的精液标本,交手术室护士核对;由手术室护士与临床医师及患者再次核对精液标本上患者与其丈夫的姓名无误,由临床医师用带 1 mL 注射器的 IUI 管吸取精液标本。

(3)轻柔将 IUI 管置入宫腔,缓慢匀速推入处理好的精液 0.3 mL,缓慢注入宫腔内,时间不短于 3 min。取出导管,抬高臀部,休息 30 min,交代术后注意事项及随访要求后离院。

(二)黄体支持

(1)黄体支持治疗自末次 AIH 开始肌内注射黄体酮 20～40 mg/d 或口服孕激素连续应用至查血 hCG 日。

(2)如果本周期未妊娠则在确定后停止用药。如果妊娠成功则嘱患者继续黄体支持待停经 60 d 时逐渐减量至停药。

五、IUI 的并发症

(一)卵巢过度刺激综合征(OHSS)

IUI 促排卵过程中仍有发生 OHSS 的可能,尤其多囊卵巢综合征的患者,其中、重度 OHSS 的发生率为 1%。在使用促排卵药物时应根据患者年龄、体质量指数、卵巢储备状态合理选择药物剂量,能尽早避免 OHSS 的发生。

(二)盆腔感染

IUI 将精液注入宫腔的过程可能会增加子宫输卵管感染的机会。为防止其发生在采集精液及授精时,注意无菌操作,受精者术前还要排除阴道的各种炎症。同时精液处理也是一个重要环节,Percoll 与上游法比二次洗精法对减少精液中细菌更为有效。

(三)异常妊娠

IUI 将精液优化处理后注入宫腔,精卵结合及胚胎着床过程无法控制。在促排卵周期多个卵泡发育多胎发生率随即增加。

研究发现,IUI 周期多胎妊娠的发生率在 20%、宫外孕 2%～8%、自然流产率为 20%～30%。

(四)出血和损伤

宫腔屈度过大,宫颈内口过紧插管困难或操作粗暴会导致宫颈管或子宫内膜出血和损伤。因此选择软硬适度的授精管,操作者熟练规范手术技巧是避免这一情况发生的重要保障。

(五)其他

精液中含有前列腺素,使子宫平滑肌收缩,导致下腹部疼痛;如果授精时注入精液过快、过量也会诱发下腹部痉挛性疼痛。故一般宫腔的精液量不超过 3 mL,同时注意控制注入速度。

六、影响 IUI 成功率的因素

(一)不孕年限

不孕年限是影响妊娠率的重要因素。随着不孕时间的延长其受孕能力也逐渐下降,资料显示不孕年限越长 IUI 成功率也越低,因此不孕症患者应该及早治疗,多次 IUI 失败后应采用其他措施进一步治疗。

(二)夫妇双方的年龄

由于卵子质量的下降及子宫内膜容受性的降低,女性生育力随年龄增加而降低,而这种降低与之前的分娩无关。Plosker 等研究报道,年龄为 $25 \sim 39$ 岁的女性周期生育力为 $0.11 \sim 0.14$,而年龄 >40 岁的女性仅为 0.04。男性年龄的增加也会降低妊娠率,这可能是由于精子不分裂的概率增加所致。

(三)IUI 适应证和时机

正确选择适应证是影响 IUI 成功的首要因素。资料显示,在男性因素不孕、免疫因素不孕时可首选 IUI。对于不明原因不孕和轻度子宫内膜异位症也可行 IUI,如果多次失败,则应尽早行其他辅助助孕治疗。IUI 的适应证如果选择不当,如女方存在盆腔粘连、黄素化卵泡未破裂综合征(luteinized unruptured fllicle syndrome,LUFS)等都将会影响 IUI 的妊娠结局。

卵子与精子的结合发生在特定的时间,因此,IUI 的时机选择是妊娠率高低的基本条件。卵子排出后只能生存 24 h。一般排卵发生在注射 hCG 36 h 左右。而精子在女性生殖道内,尤其在宫颈黏液中可存活 3 d。笔者的经验是在 IUI 操作中尽可能在排卵前后 24 h 内行 IUI。这样既增加了受孕的概率,又可以尽可能避免给患者带来不必要的经济以及时间上的浪费。

(四)助孕方案

研究显示,促排卵周期妊娠率显著高于自然周期妊娠率。这是由于促排卵周期可以有多个卵泡生长发育,增加受孕机会。IUI 同时结合适当的促排卵治疗,增加了卵子的数量,能使更多的卵子进入输卵管,注射 hCG 诱导排卵,可纠正轻微的排卵障碍。但是在应用促排卵周期时,应该注意药物用量及促排卵导致的并发症(如 OHSS、多胎妊娠等)。一旦监测到卵泡数目过多,应取消该周期 IUI 或改为试管婴儿周期。

(五)精子密度

精子密度对获得满意的 IUI 周期妊娠率起着重要的作用。国内外有许多学者进行了相关研究,但到底致 IUI 妊娠的最低精子阈值为多少文献报道不一。Robert W 等研究显示活动的精子浓度 $\geq 5 \times 10^6 /$mL 是行 IUI 的最低精子阈值。Braschd 等认为精子密度 $> 30 \times 10^6 /$mL 是 IUI 受孕的最低阈值,宋玮的研究结果显示处理前精子密度 $> 20 \times 10^6 /$mL 时 IUI 周期妊娠率显著提高而处理前精子密度 $< 20 \times 10^6 /$mL 时 IUI 周期妊娠率明显下降。当患者严重

少、弱精时处理后精子密度≥40 条/HP 组妊娠率较处理后精子密度<40 条/HP 组显著增高。因而,对于少、弱精患者需要在 IUI 周期前预先行精液上游试验,以了解患者的精液情况,正确指导患者下一步的治疗方案。由于严重少、弱精患者不仅仅表现为精子密度减少、活力降低而且通常伴有染色体异常或精子功能的障碍(如精卵结合障碍)。因而对于严重少、弱精且上游后精子密度仍然较差的患者可以考虑行 IVF 助孕。但是对于经上游后精子密度≥40 条/HP 的患者来说行 IUI 助孕仍不失为一种经济、有效的手段,在 IUI 精液处理过程中要尽可能多收集全部精液中可利用精子。

(六)治疗的周期数

Remohi 等对 489 个周期的促排卵联合 IUI 进行分析发现前 4 个周期的周期生育力为 0.07,而第 5 到 10 个周期为 0.03,其中 94% 的妊娠发生在前 4 个周期。Agarwal 和 Buyalos 报道绝大多数妊娠发生在前 4 个周期。大多数临床医师认为对于 4~6 个周期 IUI 未孕的夫妇应当对患者重新评估并考虑 IVF 助孕。

第二节　供精人工授精

供精者人工授精(artificial insemination by donor,AID),被称为异源人工授精,通过非性交的方法、于适宜的时间、将供精置入女性生殖道内,以达到受孕的目的。对某些不可恢复性或无法治疗的男性不育症的夫妇来说,是一种不可缺少的治疗方法。接受 AID 的夫妇在治疗前应当接受足够的医疗咨询并告知其供精者选择、筛查和配对方法、治疗费用、成功率、并发症等。并围绕 AID 存在的一些心理问题,如男性觉得有失尊严、夫妇双方觉得有人介入他们的性生活并影响他们的亲密感等,应在治疗前与患者讨论并解决。

一、AID 的适应证

(一)绝对性男性不育
各种原因所致的无精子症特别是非梗阻性无精子症,睾丸活检未发现成熟精子。
(二)男性有家族或遗传病
男性有家族或遗传病(如血友病、精神病、癫痫、亨廷顿病等)及近亲结婚或已生育畸形儿并行染色体检查有异常者。
(三)重度 Rh 血型不合
二、女方条件

女方身体健康完全能承受妊娠;卵巢功能正常,盆腔检查正常,输卵管检查证实至少一侧输卵管通畅。

三、供精者条件
(1)年龄为 25~45 岁。

（2）身体健康，体态匀称，五官端正，各器官发育及功能正常。

（3）无全身性急慢性病及传染病。

（4）无性传播性疾病，包括艾滋病、梅毒、淋病、尖锐湿疣、衣原体、支原体感染等。

（5）本人和直系血亲无遗传病，也无先天性缺陷，染色体核型检查正常。

（6）精液检查必须达正常标准以上。

四、卫健委 AID 的相关规定

（1）AID 实施机构必须是具有执业许可证的综合性医院或专科医院。

（2）实施 AID 必须获得卫健委的批准证书。

（3）实施 AID 必须同获得《人类精子库批准证书》的人类精子库签有供精协议，AID 只能从持有批准证书的精子库获得精源。

（4）AID 必须采用冷冻精液。用于 AID 的冷冻精子复苏后活动率必须高于 35%。

（5）实施授精前不育夫妇必须签订《知情同意书》。

（6）供精人工授精的对象应向精子库反馈妊娠及子代情况记录应永久保存。

IUI 较 IVF 创伤小且经济，对某些不孕患者来讲是一种相对简单和有效的治疗。在考虑超排卵可获得较自然周期更高的妊娠率时也应当权衡由此带来的药费和监测费用的增加及多胎妊娠和 OHSS 的风险。普遍认为对于 4～6 个周期 IUI 未孕的夫妇应当对患者重新评估并考虑 IVF 助孕。对某些不可恢复性或无法治疗的男性不育症的夫妇来说，AID 是一种不可缺少的治疗方法。

参 考 文 献

[1] 刘淑兰. 妇科常见病诊疗技术[M]. 天津:天津科学技术出版社,2018.

[2] 尹娟. 现代妇科疾病诊治实践[M]. 天津:天津科学技术出版社,2018.

[3] 郭洪井. 实用临床妇产科学精粹[M]. 上海:上海交通大学出版社,2019.

[4] 王玲. 现代妇产科诊断与处理[M]. 上海:上海交通大学出版社,2019.

[5] 靳雪梅. 新编妇产科基础与临床[M]. 武汉:湖北科学技术出版社,2018.

[6] 刘彦,刘嘉茵. 生育生殖流程管理与风险控制[M]. 北京:科学出版社,2019.

[7] 韩树斋. 实用临床妇产科学[M]. 武汉:湖北科学技术出版社,2018.

[8] 蒋艳. 现代临床妇产与儿科疾病诊疗[M]. 青岛:中国海洋大学出版社,2019.

[9] 陆金春. 生殖医学实验室诊断[M]. 南京:东南大学出版社,2020.

[10] 柯瑞芝,苏兰茹,彭华. 实用妇产科学[M]. 昆明:云南科技出版社,2018.

[11] 肖明翠. 临床妇产科学教程[M]. 北京:科学技术文献出版社,2018.

[12] 方媛. 现代临床妇产科学[M]. 武汉:湖北科学技术出版社,2018.

[13] 史金玲. 精编妇产科学[M]. 西安:西安交通大学出版社,2018.

[14] 马军花. 实用临床妇产科诊疗研究[M]. 上海:上海交通大学出版社,2019.

[15] 马瑛,贾宁,解琳琳. 当代妇产科学[M]. 昆明:云南科技出版社,2018.

[16] 孙贵民. 实用临床妇产科学新进展[M]. 北京:科学技术文献出版社,2019.